ÉLÉMENTS

DE PATHOLOGIE

ET

DE THÉRAPEUTIQUE GÉNÉRALES

PRINCIPAUX OUVRAGES DU Dr P. JOUSSET.

De la Trachéotomie dans le traitement du croup (*Arch. gén. de méd.*, août 1844).

Des Formes de la folie (*Arch. gén. de méd.*, 1845).

Du Cancer (thèse inaugurale; Paris, 1846).

Les Phénomènes locaux de l'inflammation (thèse de concours de l'agrégation; Paris, 1847).

Réponse aux Lettres de M. Manec sur l'homœopathie (*Art médical*, 1856, et tirage à part).

Histoire de l'inflammation de la pie-mère et de la substance corticale du cerveau, considérée comme lésion du délire fébrile (*Art médical*, 1856).

Des Effets produits chez l'homme et chez les animaux par le sulfure de carbone (*Art médical*, 1856).

Des Injections iodées; de leur mode d'action et de leurs indications; mémoire couronné par les Sociétés médicales de Gand et de Bordeaux (*Art médical*. 1857, et tirage à part).

Des Inhalations de chloroforme dans le traitement de l'éclampsie (*Art médical*, 1857).

Du Suicide et de la Monomanie suicide ; étude sur l'extravagance naturelle et l'extravagance morbide (*Art médical*, 1858, et tirage à part).

Des Indications et des contre-indications de la trachéotomie dans le traitement du croup (*Art médical*, 1859).

Du meilleur Mode d'administration du sulfate de quinine dans les fièvres intermittentes (*Art médical*, 1861).

Congestion cérébrale apoplectiforme (*Art médical*, 1861, et tirage à part).

Des Indications du sulfate de quinine dans le traitement de la fièvre typhoïde (*Art médical*, 1862).

De l'Expectation et du traitement homœopathique dans la pneumonie (*Art médical*, 1862, et tirage à part).

Des Formes et du traitement de l'éclampsie (*Art médical*, 1863).

Des Formes et du traitement de l'hystérie (*Art médical*, 1864).

De l'Aliénation et de la Folie (*Art médical*, 1865, et tirage à part).

Conférences publiques sur l'homœopathie (*Art médical*, 1867, et tirage à part.

Eléments de médecine pratique, 2 volumes in-8, 1868.

Paris. Typ. A. Parent, rue Monsieur-le-Prince, 31

ÉLÉMENTS

DE PATHOLOGIE

ET

DE THÉRAPEUTIQUE

GÉNÉRALES

PAR

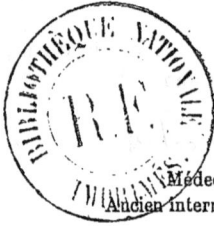

Le Dr P. JOUSSET,

Médecin de l'Hôpital Saint-Jacques, à Paris,
Ancien interne lauréat (médaille d'or) des hôpitaux de Paris

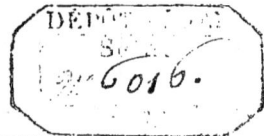

PARIS

J.-B. BAILLIÈRE et FILS,

Rue Hautefeuille, 19, près le boulevard Saint-Germain.

LONDRES | MADRID
BAILLIÈRE, TINDALL and COX. | CARLOS BAILLY-BAILLIÈRE.

1873

PRÉFACE

En 1858, sentant sa mort prochaine, J.-P. Tessier esquissa, dans une suite de conversations familières, les grandes lignes de la *médecine générale*. Ce maître savait qu'il n'y a point d'école sans une doctrine c'est pourquoi il voulut laisser à ses élèves, comme testament scientifique, l'exposé de la doctrine qui, depuis vingt ans, avait inspiré tous ses enseignements.

Mais, diront plusieurs, attirés et absorbés par l'étude exclusive des détails de la science, qu'est-ce donc qu'une doctrine?

Une doctrine digne de ce nom doit contenir la solution de tous les problèmes posés dans une science.

La doctrine médicale, en particulier, doit nous donner la solution des problèmes relatifs à la nature de l'homme, à la maladie, à la cause, au symptôme, à la lésion, à la thérapeutique. Sans cela, ce n'est plus une doctrine, mais un assemblage plus ou moins défectueux, plus ou moins incomplet de préceptes et d'opinions empruntés à des systèmes divers, incapable de réunir les intelligences dans une unité scientifique, incapable surtout de fonder une école.

Être un maître, fonder une école! beaucoup l'ont

tenté, mais peu ont réussi. Or, nous appelons J.-P. Tessier un maître, et nous disons qu'il a fondé une école, parce qu'il a une doctrine :

En *physiologie*, il enseigne que l'homme résulte de l'union substantielle de l'âme et du corps.

En *pathologie*, il donne à l'essentialité sa véritable et légitime signification.

En *étiologie*, il professe que les maladies se développent sous l'action de la *prédisposition définie*, et il réduit les causes externes à leur juste valeur.

En *séméiotique* et en *anatomie pathologique*, il enseigne que les symptômes et les lésions constituent la *matière* de la maladie et reçoivent de chaque espèce morbide un caractère propre.

Il asseoit la *thérapeutique* sur la matière médicale expérimentale et sur la loi des indications positives.

Sa doctrine est donc complète, et ses élèves constituent une école dans le sens absolu de ce mot.

Nous l'avons dit, J.-P. Tessier n'a fait que tracer une esquisse de la *médecine générale*. Cette œuvre avait besoin d'être reprise d'une manière classique, c'est ce que nous avons fait dans le livre que nous offrons aujourd'hui au public médical.

Notre amitié pour J.-P. Tessier et notre respect pour ses enseignements, n'ont jamais dégénéré en admiration servile. Aussi ce livre, quoique inspiré par son cours de *médecine générale*, est complètement nôtre, et nous n'avons jamais hésité à modifier, à retrancher ou à

ajouter quand il nous a paru utile de le faire, estimant
qu'on honore plus un maître en l'expliquant, en le com-
plétant, en le redressant même, au besoin, qu'en le
copiant jusque dans ses défauts.

Depuis Chomel, on est habitué à rencontrer dans un
livre de *pathologie générale*, indépendamment des matières propres à cette science, un traité de *séméiotique*
et un traité d'*anatomie pathologique*. C'est là une confusion, dont le moindre inconvénient est d'écourter la
séméiotique et l'anatomie pathologique. Nous ne sui-
vrons point ces errements. Nous traiterons sans doute
des généralités du symptôme et de la lésion, mais
nous ne ferons pas plus l'histoire de chaque symptôme
et de chaque lésion en particulier, que nous ne décri-
rons chaque maladie en particulier. Un jour peut-être
publierons-nous une séméiotique et une anatomie pathologique, mais dans le livre que nous éditons aujour-
d'hui, il ne sera question que de *pathologie générale*,
c'est-à-dire de la constitution des sciences médicales,
des définitions et des méthodes qui conviennent à
l'étude de la maladie, de la cause, du symptôme, de la
lésion et de la thérapeutique.

L'importance des définitions des termes employés
en médecine a inspiré autrefois le lexique de Castelli,
puis, de nos jours, celui de Nysten, que Littré et Robin
ont transformé en un catéchisme de sociologie. Con-

vaincu de l'extrême importance de ces sortes d'ou-
vrages, il nous a paru utile de publier, sous forme de
table analytique, un véritable dictionnaire, contenant,
par ordre alphabétique, la définition exacte de tous les
termes employés dans la pathologie générale. Cet ap-
pendice formera, nous l'espérons, un des chapitres les
plus utiles de notre livre, puisque l'étudiant y trouvera
réunies toutes les définitions dont il a besoin.

P. JOUSSET.

Paris, le 7 mars 1873.

ELÉMENTS

DE

PATHOLOGIE GÉNÉRALE

ʒ ————

CHAPITRE I.

DÉFINITION ET CONSTITUTION DE LA MÉDECINE.

La médecine est un ensemble de connaissances qui a pour couronnement et pour but : l'*art de guérir*.

L'ensemble de ces connaissances peut se diviser en quatre classes : *sciences accessoires*, *sciences physiologiques*, *sciences pathologiques* et *sciences complémentaires*. Voici ces sciences dans leur ordre hiérarchique :

SCIENCES ACCESSOIRES.
- Mathématiques.
- Physique.
- Chimie.
- Histoire naturelle.

SCIENCES PHYSIOLOGIQUES.
- Physiologie
  - générale.
  - organique.
- Anatomie
  - descriptive.
  - topographique, ou chirurgicale.
  - des tissus, ou histologie.

ʳ

SCIENCES PATHOLOGIQUES.

Sciences.
- Pathologie générale.
- Nosologie.
- Nomenclature.
- Nosographie.
- Etiologie.
- Histoire de la médecine.

Arts.
- Séméiologie.
- Anatomie path. } Diagnostic et pronostic.
- Thérapeutique } médicale et chirurgicale.

Sciences complémentaires.
- Hygiène.
- Accouchements.
- Médecine légale.
- Pharmacie.

Les *sciences accessoires* étaient appelées autrefois les *sciences servantes*, pour marquer leur rapport hiérarchique avec la médecine. Elles comprennent des connaissances préliminaires indispensables pour les études physiologiques. L'importance des sciences accessoires a été souvent exagérée, ce qui nous a donné l'*iatro-mécanique* (médecine physique) et l'*iatro-chimie* (médecine chimique).

Nous n'avons pas à insister sur la définition des sciences accessoires et des sciences physiologiques. Elles se définissent par le simple énoncé de leur titre.

La *pathologie générale* est cette partie des sciences médicales qui traite des doctrines et des méthodes; on pourrait encore l'appeler la science des définitions et la philosophie médicale.

La *nosologie* traite du classement des maladies. Chez certains auteurs, ce mot est synonyme de *nosographie* et signifie description des maladies. L'étymologie du mot (νόσος, λόγος) prête à cette confusion; mais l'usage, qui a prévalu, est de conserver au mot nosologie la signification que nous lui donnons. La science médicale compte un grand nombre de nosologies, dont nous ferons l'examen critique.

La *nomenclature* est la science qui s'occupe du nom des maladies.

La *nosographie* est la science qui décrit chaque maladie particulière.

L'*étiologie* est l'étude des causes.

L'*histoire de la médecine* se définit d'elle-même.

La *séméiotique* ou *séméiologie* étudie les symptômes. L'*anatomie pathologique* traite des lésions. La séméiotique et l'anatomie pathologique tirent de l'étude des symptômes et des lésions des signes : *diagnostic* et *pronostic* et des *indications thérapeutiques*.

La *thérapeutique* est l'application de toutes les connaissances médicales à l'art de guérir. Elle se divise en thérapeutique médicale et chirurgicale. On peut encore distinguer la thérapeutique en *prophylactive, palliative* et *curative*. La première prévient les maladies, la deuxième diminue, amoindrit les maladies qu'elle ne peut guérir, la troisième guérit les maladies.

L'étude de la thérapeutique comprend les *agents thérapeutiques* et les *indications*. Les agents thérapeutiques se subdivisent en *pharmaceutiques, électriques, hydrothérapiques, hydrologiques, hygiéniques*, et enfin, la *médecine opératoire*.

L'étude des médicaments constitue la *matière médicale*.

On appelle *indications* les règles qui guident les médecins dans le choix des agents thérapeutiques.

Enfin, on appelle *médications* l'ensemble de certains agents thérapeutiques avec les règles qui président à leur emploi : médications *évacuantes, dérivatives, révulsives*, etc., etc.

L'*hygiène* est la science qui a pour but la conservation de la santé; elle étudie les conditions de l'exercice normal des fonctions.

L'*art des accouchements* est l'application des connaissances anatomiques et physiologiques à une fonction, la *parturition*.

La *médecine légale* est l'application des connaissances médicales aux questions de législation et de criminalité.

On voit que la médecine est constituée largement par tout un ensemble de connaissances qui fait de cette science une des plus vastes et des plus difficiles à acquérir. La médecine est *une science* dans une de ses parties; elle devient *un art* dans ses applications. Pour interpréter les symptômes, pour peser les indications, pour exécuter les opérations et les accouchements, il ne suffit pas du savoir; il faut des qualités personnelles naturelles ou acquises, et un exercice, une éducation spéciale des sens qui constituent l'*artiste*. A science égale, tous les médecins ne peuvent pas reconnaître avec la même perfection la fluctuation, la crépitation et tous les signes obtenus par l'auscultation. Est-ce que tous sont chirurgiens ou accoucheurs? La médecine est donc à la fois une science et un art.

Nous nous contenterons de ces définitions succinctes, puisque la plupart de ces sciences seront traitées dans des chapitres à part. Mais nous avons voulu, en commençant, donner la synthèse, la constitution de la médecine.

CHAPITRE II.

Toute doctrine médicale s'appuie sur une doctrine physiologique. Nous devons donc, avant d'entrer dans notre sujet proprement dit, par la définition de la madie, établir ce que c'est que la *vie* et donner une définition de l'*être vivant* et en particulier de l'*homme*, puisque c'est de la médecine et non de l'art vétérinaire que nous voulons traiter. Seulement cette question de la *vie* est une question de physiologie, et comme nous n'avons pas la prétention de faire un traité de physiologie à propos de la pathologie générale, nous nous contenterons de donner sur cette question préalable une sorte de résumé, sans entrer dans la voie des démonstrations et des discussions. Nous renvoyons pour l'étude complète de cette question aux traités de physiologie générale et en particulier au traité d'anthropologie du Dr Frédault.

§ I. — *Distinction des êtres organiques et des êtres inorganiques.*

Il y a des êtres vivants distincts des êtres non vivants appelés inorganiques. Bichat a dit dans un magnifique langage : « Il y a dans la nature deux classes d'êtres, deux classes de propriétés, deux classes de sciences. Les êtres sont organiques ou inorganiques, les propriétés vitales ou non vitales, les sciences physiologiques ou physiques. »

Certains physiologistes ont obscurci cette vérité en

niant les différences radicales qui existent entre les
êtres organiques et les êtres inorganiques, la vie et la
mort. Il importe donc de rappeler en peu de mots les
caractères des êtres vivants et d'établir sur ces caractères la séparation qui existe entre le monde organique
et le monde inorganique.

Les anciens trouvaient avec raison le caractère de la
vie dans le mouvement spontané. Pour eux, tout être
vivant était un *être animé*, et le monde inorganique
était considéré comme entièrement passif.

Cette manière de concevoir la vie est encore la plus
saisissante et la plus vraie, mais aujourd'hui elle est
insuffisante, principalement à cause de l'objection tirée
des propriétés chimiques des corps inorganiques, propriétés capables de produire un mouvement, quoique ce
mouvement ne soit en aucune façon comparable au
mouvement des êtres vivants.

Nous aurons donc à rappeler les caractères qui distinguent les êtres vivants. Ces caractères sont :

1° L'individualité ;

2° La forme et le volume ;

3° L'indivisibilité ;

4° La fixité d'état ;

5° La structure ;

6° Le mode de génération et de nutrition.

1o *Individualité.* — Chaque être vivant constitue un
individu, séparé et distinct des individus de même espèce, et ce caractère est surtout développé chez les
êtres supérieurs. Dans la nature inorganique, on ne retrouve l'individualité que pour les corps cristallisés, et
encore il est impossible de comparer l'individualité d'un
diamant avec l'individualité d'un chien, d'un cheval,
individualité si expresse qu'elle peut être constatée par

un *nom* propre à l'individu; ainsi les chevaux et les chiens ont des noms propres : Gladiateur, Aquilon, Phanor, Diane, etc.

2° *Forme et volume.* — Les êtres vivants ont des formes et un volume déterminés. Cette forme et ce volume sont des conditions essentielles qui ne peuvent être changées sans que la vie soit détruite. Les êtres inorganiques, au contraire, n'ont ni forme, ni volume déterminés, à l'exception des cristaux, encore ceux-ci n'ont-ils jamais que la forme géométrique.

3° *Indivisibilité.* — Les êtres vivants d'un ordre supérieur sont indivisibles. On peut retrancher certaines parties des corps vivants sans les tuer, mais les parties séparées ne forment pas un nouvel être, et c'est en ce sens que les êtres vivants sont indivisibles. Ce caractère disparaît dans les espèces tout à fait inférieures.

4° *Fixité d'état.* — Les êtres vivants, tant qu'ils sont vivants, restent constitués par un mélange de solides et de liquides en certaines proportions. Les êtres inorganiques peuvent tous passer, sans perdre leur identité, par trois états différents : solide, liquide, et gazeux. L'eau, à l'état de glace ou à l'état gazeux, est toujours de l'eau. Ce caractère est absolu, et aucun être vivant n'y échappe.

5° *De la structure.* — Les êtres vivants présentent une structure très-complexe, qui se résume en cellules et en liquides. Les corps inorganiques présentent de simples agrégations de molécules, agrégations régulières ou irrégulières.

6° *Génération et nutrition.* — Les êtres vivants naissent, se développent, se nourrissent et meurent. Les êtres inorganisés n'ont aucune de ces propriétés.

Sans doute, les corps inorganiques commencent et finissent, mais ce commencement et cette fin ne peuvent être comparés à la naissance et à la mort des êtres organisés. Lorsque par l'union de l'oxygène et de l'hydrogène, je produis de l'eau. ou que par l'addition de l'acide sulfurique sur un carbonate, je détruis le carbonate pour en faire du sulfate, je donne dans le premier cas *naissance* à un corps nouveau, l'eau, et dans le second je *détruis* un corps déjà existant, le carbonate, mais il n'y a ici, à proprement parler, ni naissance, ni mort véritable. Les éléments du monde inorganique sont entrés dans de nouvelles combinaisons, mais ils ne sont ni détruits, ni produits véritablement, et une nouvelle opération pourra séparer de nouveau l'oxygène et l'hydrogène, l'acide sulfurique et sa base. Les éléments des corps ne naissent, ni ne meurent, les combinaisons seules sont susceptibles de changement, et la naissance et la mort des corps inorganisés n'est, en résumé, qu'un changement dans les combinaisons des éléments qui les composent.

Nous allons voir que les corps vivants, quoiqu'en dernière analyse composés des mêmes éléments que les corps inorganisés, sont soumis à des changements beaucoup plus complexes, et inexplicables par les seules lois de la physique et de la chimie.

§ II. — *Phénomènes des êtres vivants.*

a. *Mouvement de composition.* — Les êtres vivants naissent d'un œuf ou d'une graine, ce qui est la même chose. Les végétaux, une fois nés, transforment, pour se nourrir et s'accroître, le monde inorganique : l'eau, l'air et les sels, en une substance nouvelle, le *tissu végétal*. Or le tissu végétal est bien composé des mêmes éléments que le monde inorganique : carbone, oxygène, hydrogène, azote, etc., etc.; mais seulement il est revêtu de propriétés qui en font un corps tout à fait nouveau, et que la *vie végétative* a seule le pouvoir de produire. Si, en effet, la chimie pouvait faire de la farine avec le monde inorganique, il serait inutile de labourer et de semer, et l'abondance régnerait sur la terre. Mais une petite herbe emprunte à la *vie végétative* une puissance à laquelle l'homme ne peut atteindre, malgré la perfection des sciences chimiques (1).

Les *animaux* transforment, eux aussi, le monde inorganique, air, eau et sels, en tissus animaux; mais de plus, ils transforment les tissus végétaux en leur propre substance, en *chair*.

Donc, si on veut définir les êtres vivants, végétaux et animaux, par leur propriété essentielle, on doit dire que les êtres vivants sont ceux qui transforment et élèvent le monde inorganique au rang plus complexe et plus élevé de monde organisé.

b. *Mouvement de décomposition.* — Mais les êtres vivants ne se bornent pas à transformer en leur propre substance les corps inorganisés, ils rendent à la nature morte tout ce qu'ils lui ont pris; et à côté du mouvement de composition il y a le mouvement de décomposition. Pendant leur vie, ils rejettent continuellement au dehors de leur individualité, par la respiration et par les excrétions, des corps qui retombent immédiatement sous les lois et dans le monde des êtres inorganiques; et, après leur mort, ils se décomposent, ou, pour parler plus rigoureusement, les éléments, qui composaient l'être vivant, retombent sous l'influence des causes chimiques. Ainsi, au bout d'un temps variable,

. (1) La chimie est parvenue à faire des *excreta* comme l'urée et la graisse, mais elle n'a jamais pu faire une cellule vivante.

les combinaisons propres au monde inorganique rem-
placent celles qui étaient propres au monde des êtres
organisés, jusqu'au moment où, repris par un [être
vivant, les éléments remontent au rang de substances
organiques pour redescendre encore dans le monde
inorganique. Les phénomènes des êtres vivants sont
donc constitués dans leur ensemble par une succession
de transformations de la matière inorganique en matière organisée, et de matière organisée en matière
inorganique. C'est un cercle qui se perpétue dans la
nature.

La vie est donc la transformation du monde inorganique en monde organisé, et la mort est le retour des
tissus organisés aux substances inorganiques.

Que sont auprès de ces grands phénomènes de la nature vivante, les analogies que l'on a trouvées entre les
êtres inorganiques les plus élevés, comme les cristaux,
et les êtres organisés placés le plus bas dans l'échelle.
Est-ce qu'on retrouve à un degré quelconque dans le
monde inorganique ce double mouvement de composition et de décomposition, qui constitue l'essence même
de la vie? et si les végétaux et les animaux rappellent
par certaines parties l'épiderme, l'émail des dents, etc.,
les corps inorganisés, ils s'en distinguent radicalement
par l'ensemble de leurs propriétés.

Les anciens avaient parfaitement vu cet ensemble des
êtres qui se succèdent par séries de plus en plus par-
faites, séries véritablement progressives et si bien coor-
données que la supérieure contient les propriétés de
l'inférieure, plus quelque chose qui l'élève au-dessus
de celle-ci : ainsi les végétaux contiennent l'immobilité
et certaines parties qui rappellent les minéraux; les
animaux comprennent les fonctions végétatives comme
les plantes, et, de plus, des propriétés de l'animalité, et

l'homme placé à la tête de tous les êtres créés présente au-dessus des phénomènes végétatifs et animaux la faculté de parler, signe certain de sa supériorité et d'une faculté nouvelle, l'intelligence. Les anciens avaient résumé en quelques axiomes d'une concision admirable l'énoncé de tous ces faits : *Natura nunquam fecit saltus. In rebus bene ordinatis supremum infimi attingit infimum supremi.*

§ III. — *Du principe animateur.*

Il y a donc des êtres vivants distincts du monde imaginaire. Ces êtres vivants naissent, se nourrissent, et se reproduisent suivant des lois propres ; et la chimie comme la physique, soit dans le grand laboratoire de la nature, soit entre nos mains, sont incapables de produire une cellule vivante. La cause de la vie est donc distincte de l'affinité, de la chaleur, de l'électricité, et de toutes les lois physiques ou chimiques.

Cette cause existe déjà dans l'ovule. C'est elle qui protége le grain de froment pendant des milliers d'années contre les causes de destruction et conserve en lui la propriété de germer. C'est elle qui, dans les belles expériences de J. Hunter, donne à l'œuf vivant la faculté de résister pendant un certain temps à la congélation. Cette cause s'empare des cellules de l'ovule et façonne l'être nouveau, suivant les lois de l'espèce, du sexe et de l'individualité. Elle préside au mouvement de composition et de décomposition qui constitue l'essence même de la vie, et après avoir formé l'être vivant, régit toutes ses fonctions ; c'est elle qui en se retirant produit la mort et laisse retomber dans le monde inorganique les principes élémentaires qui constituent les corps vivants. En un mot, le principe animateur est la cause de tous les phénomènes des êtres vivants, comme l'affinité et l'attraction sont les causes des phénomènes physiques et chimiques.

§ IV. — *Du mode d'union du principe animateur avec la matière inorganique pour constituer l'être vivant.*

Le mode d'union du principe animateur avec la matière inorganique a, de tout temps, préoccupé les philosophes et les physiologistes ; et, d'Aristote à Virchow, nous retrouvons ce problème agité à toutes les pages de la tradition. Pour bien faire comprendre ce mode d'union, nous emprunterons au philosophe grec la comparaison dont il s'est servi.

De même que dans toute œuvre humaine on retrouve deux choses : la *matière* dont elle est faite, et la *forme* qui façonne cette matière ; de même dans l'être vivant on retrouve les éléments du monde inorganique et le principe animateur qui les transforme. Ainsi, une statue est faite de bois, de pierre, de cire ou de métal, auxquels le statuaire donne une forme ou figure ; le végétal résulte d'une agrégation d'éléments terrestres, à laquelle est uni le principe animateur, l'ame végétative ; l'animal résulte également d'éléments inorganiques sous la puissance du principe animateur.

Ajoutons, en continuant notre comparaison, que la matière de la statue, la pierre, le bois, la cire, est une matière inerte et indifférente ; inerte, puisqu'elle ne pourrait se faire statue elle-même ; indifférente, puisqu'elle peut être indifféremment statue ou toute autre chose, mais que la forme donnée par le statuaire est la cause de la statue. C'est elle qui élève les matières inertes et indifférentes au rang d'une œuvre d'art. Dans les corps vivants, l'oxygène, l'hydrogène, le carbone, l'azote et les autres éléments inorganiques sont la matière inerte et indifférente ; inerte puisque ces corps ne peuvent se donner la vie à eux-mêmes ; indifférente, puisqu'ils peuvent également rester dans le monde inorganique ou entrer dans la composition d'un être vivant, puisqu'ils peuvent servir à la formation d'un être vivant quelconque. Mais le principe animateur est la cause de la vie, et la force qui transforme ces éléments inorganiques et les élève au rang des tissus vivants (1).

Le principe animateur est uni à la matière inorganique, de manière à constituer avec cette matière une unité parfaite, et qu'il est impossible de séparer dans l'observation des phénomènes. Comme la statue ne peut être comprise sans une matière et la forme donnée par le statuaire à cette matière, que ces deux choses sont inséparables et que matière et forme ne peuvent être isolées sans que la statue soit anéantie ; de même l'être vivant offre dans tous ses phénomènes une union si intime du principe animal et de la matière organique, qu'il est impossible d'isoler les deux facteurs, que tous les actes de l'être vivant participent à la fois et de l'un et de l'autre (2).

La substance qui résulte de l'union intime d'un principe animateur et de la matière inorganique présente des propriétés qui ne sont ni d'une activité pure, ni d'une

(1) Comme toutes les comparaisons celle de la matière n'est pas rigoureusement exacte, ainsi l'or, le marbre, la cire, etc., ne peuvent être appelés de la matière pure ; mais bien une matière ayant déjà reçu une forme qui en fait des corps déterminés : l'or, le marbre, la cire, etc. La *forme* donnée par le statuaire à ces corps et qui en fait un œuvre d'art, ne les prive pas de leur forme primitive, et la statue est toujours d'or, de marbre, de cire, etc. Le principe animateur, la *forme* des êtres vivants, beaucoup plus puissant que le statuaire, saisit les corps inorganiques, les dépouille de leur forme primitive, en sorte que dans l'être vivant on ne reconnait plus ni l'oxygène, ni l'hydrogène, ni l'azote, ni les autres éléments ; mais une *substance* nouvelle végétale ou animale.

(2) Voyez Frédault. Anthropologie, p. 129 et suivantes.

matière pure, mais des propriétés qui sont l'apanage des
êtres vivants ; de même l'eau composée d'hydrogène et
d'oxygène ne présente plus les propriétés des deux gaz
qui entrent dans sa composition, mais des propriétés
toutes nouvelles qui sont celles du mixte, du composé
qui a reçu le nom d'eau.

En résumé, le principe animateur est tellement uni
avec la matière inorganique, transformée en tissu,
qu'il n'existe pour l'observateur qu'une seule chose :
l'*être vivant*, et qu'il est impossible d'isoler et d'étudier séparément les deux termes qui constituent cette
substance vivante.

L'homme, qui fait plus particulièrement l'objet de
notre étude, est comme tous les êtres vivants le résultat
de l'union intime d'un principe animateur et d'un corps
tiré du monde inorganique. C'est le principe animateur
qui forme le corps et le fait vivre, et c'est son absence
qui amène la mort, c'est-à-dire le retour du corps au
monde inorganique ; tant que l'homme vit, tant qu'il
est homme, il est impossible d'isoler du corps le principe animateur. L'union est tellement complète que
tous les actes de l'homme sont du *composé* tout entier,
et non pas exclusivement du principe animateur ou du
corps. La pensée elle-même, dans ce qu'elle a de plus
élevé, est liée aux fonctionnements des cellules du cerveau, non pas que ce soit les cellules qui pensent ;
mais la pensée ne peut s'exercer sans leur intégrité, et
toutes les souffrances cérébrales retentissent sur la
pensée. A son tour la pensée réagit sur le corps, et
la *vie végétative*, qui semble si loin de l'intelligence, est
influencée par elle. Le travail intellectuel épuise les
forces aussi bien que le travail manuel ; et, comme le
démontre un mémoire tout récent, modifie même la
composition des urines de l'organisme.

L'homme, comme tous les êtres vivants, forme donc une unité parfaite, et les actes physiologiques, comme les maladies, ne sont ni de l'âme, ni du corps séparément, mais de la substance tout entière *de l'homme*, ce que l'ancienne philosophie avait traduit par ces deux axiomes :

Actiones (les fonctions, les facultés) *sunt composit* ; *passiones* (les souffrances, les maladies) *sunt. compositi.*

Cette conception de l'être vivant est extrêmement importante pour la pathologie, et les problèmes relatifs aux maladies improprement appelées *mentales* sont tout à fait insolubles, si l'on s'obstine à considérer dans l'homme un principe spirituel et un principe matériel séparé.

Il en est de même de toutes les questions que Cabanis a réunies sous le titre *des Rapports du physique et du moral.* C'est l'homme qui délire dans la folie, et non pas l'âme ou le cerveau. C'est l'homme qui est colère, qui a peur, qui aime, qui hait, qui pense. Les passions comme l'intelligence sont de l'homme, et non pas du *physique* ou du *moral.* Il n'est donc pas exact de dire que le physique agit sur le moral, et le moral sur le physique ; il n'y a ni physique, ni moral, il y a l'*homme*.

Cette conception du composé vivant est également éloignée, et du sthalianisme ou *animisme*, qui enseigne que les actes des êtres vivants sont de l'âme ; et de toutes les variétés de l'*organicisme* qui professe que les actes des êtres vivants sont du corps. Nous le répétons, les actes de l'être vivant ne sont ni de l'âme ni du corps, ils sont du *mixte*, du *composé.*

§ 5. — *Objections à l'existence d'un principe animateur.*

Les matérialistes déclarés et les organiciens, qui ne sont que des matérialistes déguisés, nient l'existence du principe animateur. Nous allons examiner leurs objections.

La vie est une propriété de la matière. « Il ne répugne pas, dit P. Berard, d'admettre que la matière, telle qu'elle est arrangée, combinée dans les êtres vivants, jouit de la propriété de produire les actes que nous nommons vie, sans qu'il soit nécessaire de supposer l'existence d'un autre agent dans les corps. »

Les organiciens modernes, reprenant l'idée antique des atomes, expliquent les phénomènes de la vie par l'activité de la cellule (Virchow).

Organiciens et matérialistes purs nient l'existence d'un principe animateur comme celle d'un agent inutile et qu'il est impossible d'isoler. Pour les uns comme pour les autres, « la vie est un résultat et non pas une cause. » (P. Bérard.)

Remarquons tout d'abord une première équivoque : « La vie est un résultat et non une cause. » Les physiologistes, partisans d'un principe animateur, ne disent pas que la vie soit une cause ; ils disent, au contraire, que la vie est l'effet, le résultat du principe animateur. Mais les organiciens ne pouvaient pas enseigner que la cause de la vie est un résultat, la contradiction dans les termes eût été trop flagrante. De là cette formule : la vie est le résultat de l'organisation, ce qui, à bien prendre, revient à dire : la vie est le résultat de la vie ; car qu'est-ce que l'organisation, sinon la vie ?

L'horreur de l'abstraction et de l'ontologie a poussé

les matérialistes à nier l'existence d'un principe animateur. Il n'y a rien que la matière et les propriétés de la
matière. Or qu'est-ce que la matière, et pourquoi accepter l'idée abstraite de *matière* pour éviter d'accepter
l'idée abstraite de *force*? Qui a jamais isolé la matière,
et comment, pour fuir l'idée ontologique d'un principe
animateur, l'homme tombe-t-il dans une autre idée
ontologique, la matière? Jamais, dans la nature, l'observation n'a fait constater autre chose que des corps
organisés et des corps inorganiques; et la matière est
une abstraction au même titre que le principe animateur.
L'étude des phénomènes du monde organique et du
monde inorganique nous permet d'enseigner que ces
corps sont régis par des lois différentes, et la logique,
qui est la loi des intelligences, comme la pesanteur est
la loi des corps, nous contraint de conclure que là où il
y a des lois différentes il y a une cause différente; qu'il
est nécessaire d'admettre un principe animateur comme
on admet l'affinité ou la pesanteur; que ces lois et ces
causes produisent et gouvernent les corps organisés et
les corps inorganiques; que soutenir la proposition in-
verse c'est dire une absurdité; que se contenter de
constater le fait, sans vouloir affirmer ou nier sa nature
complexe, c'est diminuer volontairement la science et se
complaire dans une abstention puérile.

Le misérable argument qui consiste à expliquer la
fonction par l'organe, la vie par l'organisation, ne
pèche pas seulement contre la logique, il est encore en
contradiction avec les faits les plus vulgaires. Ce n'est
pas l'organe qui fait la fonction, mais, comme le dit
excellemment Burdach, « l'idée de la fonction crée son
organe pour se réaliser. »

Bouchut, qui soutient la même thèse que nous, a ac-
cumulé les exemples pour démontrer que la fonction

n'est pas liée à l'existence d'un organe particulier.
L'embryon de l'homme et celui des animaux, la vie des
animaux inférieurs, fournissent des faits nombreux de
fonctions sans organes spéciaux. L'ovule à peine fé-
condé attire l'oxygène et rejette l'acide carbonique, il respire donc sans poumon. L'embryon de la *grande terebella
nébuleuse*, les *amibes* changent de places et de formes, se
contractent par conséquent, et cependant ils ne possèdent pas de fibres musculaires. « L'*hydre d'eau douce*,
constitué par un sac garni de tentacules, étant retourné
comme un doigt de gant, digère par sa peau devenue
intérieure, et respire, au contraire, par sa surface interne jadis chargée de la digestion (1). » Ne sont-ce pas là
des exemples, et il serait facile de les multiplier, de digestion sans estomac, de respiration sans poumon, de
contraction sans fibres musculaires, de fonctions sans
organes spéciaux? Donc ce n'est pas l'organisation qui
explique les différents phénomènes des êtres vivants,
puisque ces différents phénomènes s'exécutent avec les
organisations les plus variées. Donc ce n'est pas l'ar-
rangement de la matière qui peut expliquer la vie.

Quant à l'argument tiré de l'impossibilité d'isoler le
principe animateur pour nier son existence, il n'a aucune valeur. Peut-on davantage isoler la matière et
est-on autorisé à nier son existence, parce que personne n'a pu l'isoler? Non. Et les *idéalistes* sont aussi in-
complets et aussi peu acceptables pour le vrai physiologiste que les matérialistes; en effet, ce sont des corps
vivants qui sont soumis à notre observation et non pas
une activité ou une matière. L'idée de la *substance*, telle
que a conçoivent les écoles aristotéliciennes, est la
seule qui réponde à l'ensemble du phénomène, en re-

(1) Bouchut, Pathologie générale, p. 6 et suivantes

connaissant dans les êtres vivants l'union intime d'une
activité et d'une passivité, d'une forme et d'une matière, d'une âme et d'un corps.

En résumé, il y a des êtres vivants radicalement distincts du monde inorganique. Ils ont pour caractère la
transformation incessante du monde élémentaire en
tissu vivant. Les lois physiques et chimiques sont incapables de produire une cellule vivante. La cause de la
vie réside dans un principe animateur, substantielle-
ment uni aux éléments inorganiques pour constituer
les êtres vivants, végétaux ou animaux. L'union du
principe animateur, avec les éléments inorganiques,
est telle que, pour le physiologiste comme pour le médecin, il n'existe plus qu'un être vivant qui vit et qui
pâtit suivant son espèce et suivant son individualité, en
sorte que les maladies ne sont ni de l'âme, ni du corps,
mais de l'*homme*, ce qui condamne et l'*animisme de Sthal*
et l'*organicisme* de toutes les écoles.

CHAPITRE III

La définition de la maladie est la base de la pathologie et elle devrait être tellement claire, tellement incontestée, qu'elle entraînât l'assentiment universel. Nous sommes loin de là ; et, si on interroge les nombreux traités de *pathologie générale*, on trouve une telle divergence dans la définition de la maladie, que c'est à désespérer d'arriver jamais à une médecine réellement scientifique. Ces divergences tiennent presque toujours à ce que les auteurs s'obstinent à définir la maladie par sa nature, c'est-à-dire par une inconnue. Aussi, en commençant ce chapitre, nous prions instamment les médecins d'oublier leurs préjuges, de renoncer à leur amour pour les problèmes insolubles et de définir la maladie comme on définit toute chose dans les sciences expérimentales, c'est-à-dire par les caractères mêmes que présente la maladie.

Si nous étudions les phénomènes de l'*être malade*, comme nous avons étudié ceux de l'*être vivant*, nous constaterons facilement quatre faits :

1° L'homme tout entier souffre dans la maladie.

2° Les malades présentent tous des troubles fonctionnels ou des lésions organiques et souvent ces deux désordres à la fois.

3° Ces lésions et ces symptômes ont une évolution et une durée déterminées, puisque les maladies ont un commencement, un milieu et une fin.

4° Les maladies constituent des états distincts ; elles ont reçu des noms compris de tous les médecins ; on les retrouve identiques à elles-mêmes dans tous les temps et dans tous les lieux.

D'où nous concluons que les maladies présentent des caractères analogues à ceux des espèces végétales et animales et peuvent être étudiées par la même méthode.

De ces faits nous pouvons, sans entrer dans des questions de nature toujours discutables, définir la maladie : un état du composé vivant, caractérisé par un ensemble de symptômes et de lésions, soumis à une évolution déterminée. Cet état, distinct de tout autre, peut être étudié comme une espèce.

Nous allons maintenant examiner et justifier chacun des termes de cette définition.

1° Nous disons que *la maladie est un état du composé vivant, un état de l'homme tout entier*. Il n'y a donc pas de maladies de l'esprit et du corps, maladies mentales et somatiques. Il y a des maladies dans lesquelles les fonctions intellectuelles sont troublées et d'autres dans lesquelles ce sont les fonctions du corps qui présentent le désordre principal ; mais, nous l'avons vu dans le chapitre précédent, l'intégrité des fonctions intellectuelles est intimement liée à l'intégrité des organes, et réciproquement les fonctions animales et végétatives sont non moins intimement soumises à l'intégrité du principe animateur. Les souffrances comme les fonctions ne sont ni de l'un, ni de l'autre, elles sont du composé de l'homme tout entier.

Il n'y a pas non plus de *maladies générales* et de *maladies locales*, puisque la maladie est un état du composé vivant, de l'*homme*. Ce qui a fait admettre cette grande division des maladies générales et des maladies locales, c'est la confusion de la maladie et de la *lésion*. La lésion est toujours localisée sur un ou plusieurs organes, sur un ou plusieurs tissus, et souvent sur un seul organe ou sur un seul tissu. Ainsi, dans les *phlegmasies*, par exemple, la lésion est localisée, soit sur les méninges, soit sur un point du tissu connectif, soit sur un autre organe. Mais cette inflammation des poumons, des méninges, du tissu cellulaire, qui constitue la lésion de ces maladies, est loin d'être toute la maladie, et on ne peut pas appeler ces états des *maladies locales*. En effet, il existe toujours concurremment d'autres lésions et des troubles fonctionnels très-multipliés. Lésion de la composition du sang, lésion des urines, malaise, courbature, inappétence, mouvement fébrile à un certain degré. Or, tout l'homme est malade pendant la fièvre. Un *cancer* localisé dans le sein n'est pas non plus une maladie locale : d'abord, il y a presque toujours un moment où la lésion même se généralise ; mais avant ce moment, est-ce que le malade tout entier n'est pas cancéreux ? Est-ce que, s'il se reproduit, par exemple, il ne pourra pas engendrer des cancéreux ?

Rien de plus propre que l'hérédité pour démontrer que les lésions les plus locales en apparence sont bien des maladies de l'homme tout entier, *totius substantiæ*. Ainsi non-seulement un tuberculeux peut transmettre sa maladie à ses descendants, alors qu'il n'est atteint que d'une lésion sans retentissement apparent sur le reste de l'organisme, mais on voit succomber à la méningite tuberculeuse ou à des affections également tuberculeuses, des enfants dont les ascendants ne sont pris que plusieurs années après des symptômes de la phthisie. C'est ce que Trousseau appelait l'hérédité en retour.

L'état général précède donc, dans les maladies, toutes les localisations. Il n'y a donc pas de *maladies locales*, il n'y que des maladies localisées.

2° *La maladie est constituée par un ensemble de symptômes et de lésions soumis à une évolution déterminée.*

Il importe de bien comprendre ce paragraphe, si on veut se faire une idée bien nette de la maladie ; nous disons qu'il y a *un ensemble de symptômes et de lésions*. Il faut d'abord répondre à la difficulté que pourrait soulever l'existence de maladies sans lésions définies. Il y a des maladies, comme l'hystérie, l'épilepsie, la folie, qui ne présentent pas de lésions, au moins, dans le commencement de la maladie. Et s'il est vrai qu'on ne peut concevoir un trouble fonctionnel sans une altération de l'organe, cette altération, dans les maladies que nous avons prises pour exemple, n'est pas appréciable, par conséquent n'est pas définie. Mais néanmoins, ces maladies n'échappent pas à notre définition puisque cette altération existe et qu'un jour elle pourra être connue et décrite, comme l'ont été celles de *l'ataxie locomotrice* et de la *paralysie générale*, maladies si longtemps regardées comme dépourvues de lésions. D'ailleurs les maladies, même sans lésion appréciable à leur début amènent toujours par leur continuité des lésions définies, et l'épilepsie comme la folie n'échappent point à cette loi.

Mais on a encore objecté qu'il y avait des lésions sans symptômes, des *maladies latentes*.

Il est vrai qu'il existe un certain nombre de tumeurs du cerveau, de tubercules pulmonaires, d'anévrysmes

qui échappent au diagnostic pendant la vie des malades
et qui ne sont reconnus qu'après la mort ; mais ces
maladies ne sont *latentes* que parce qu'elles ne sont pas
recherchées, ou bien parce que nous n'avons pas une
interprétation suffisamment exacte des symptômes obscurs qui les accompagnent.

Nous ne savons pas encore et peut-être ne saurons-
nous jamais transformer en signes précis de maladies,
l'amaigrissement léger, les céphalalgies vagues, les
vertiges passagers, les inappétences, les malaises et les
mille souffrances indéterminées que ressentent certains
malades.

Nous pouvons donc dire que les maladies sont des
états caractérisés par un ensemble de symptômes et de
lésions.

3° Mais les symptômes et les lésions constituent un
ensemble soumis à une évolution déterminée. *Constituer
un ensemble, être soumis à une évolution déterminée*, voilà des
caractères importants de la maladie.

Les symptômes et les lésions ne sont pas semés au
hasard dans la maladie.

L'observation enseigne que la maladie commence par
certaines souffrances, qu'elle continue par d'autres qui
sont associées dans un ordre déterminé et qu'après une
durée plus ou moins longue, mais fixe pour chaque
maladie, elle se termine par la mort ou par une guérison plus ou moins complète. Il y a donc un véritable
ordre dans les maladies ; et c'est cette succession, cette
association régulière des symptômes et des lésions qui
ont conduit les hippocratistes modernes à définir la maladie, *une fonction*.

4° *Ces états sont distincts et ont reçu un nom déterminé.*

Les médecins de tous les temps ont distingué un certain nombre de maladies, et la preuve de cette distinc-

tion se trouve précisément dans les noms qui ont servi
de tout temps à désigner chaque maladie en particulier.

On ne peut objecter contre cette partie de notre définition que le nombre des maladies a varié ou varie encore avec les écoles, que le même nom a été donné
quelquefois à des maladies différentes et surtout que des
maladies bien distinctes aujourd'hui ont été confondues
autrefois et réunies sous le même nom.

Ces objections et toutes celles qui sont analogues ne
prouvent qu'une chose : c'est que la nosographie est une
science perfectible ; mais, loin de pouvoir être opposées
à la distinction des maladies, elles sont une preuve ir-
récusable de cette distinction. Si en effet les maladies
n'étaient pas distinctes, si elles constituaient pour
l'homme un état de souffrances indéfinies, la nosographie, loin d'être perfectible, serait impossible, et
toutes nos connaissances se borneraient à une étude de
symptômes et de lésions, sans aucun rapport de succession et d'association. La classification comme la nomenclature de ces états seraient également impossibles. Or,
malgré certaines divergences, les médecins s'accordent
pour reconnaître un nombre déterminé de maladies
auxquelles ils donnent un nom, et quand on parle de
pneumonie, de pleurésie, de fièvre typhoïde, de choléra,
d'épilepsie, etc., etc., ces noms rappellent à l'esprit de
tous les médecins un état très-distinct, très-défini. Nous
avons donc raison de dire : ces états sont distincts les
uns des autres et ont reçu des noms qui servent à les
désigner.

5° Nous ajouterons, comme dernier caractère des maladies, que *ces états peuvent être étudiés comme des espèces
naturelles*.

Cette notion, que l'on rencontre plus ou moins nette-

est un *état*, une *manière d'être*, et non un *être nouvea*
introduit dans l'organisme.

La maladie est si peu un être, une substance, que,
dans un sens philosophique, elle ne peut se définir que
par une négation. C'est, en effet, la santé en moins,
comme le froid est la chaleur en moins, l'obscurité, la
lumière en moins.

Concluons donc que les maladies ne constituent pas
des êtres véritables, mais seulement qu'elles peuvent se
décrire et s'étudier comme des espèces naturelles. Notre
définition est donc maintenant suffisamment expliquée
et justifiée : *Les maladies sont des états du composé vivant,
caractérisées par un ensemble de symptômes et de lésions,
soumis à une évolution déterminée. Ces états sont identiques
dans le temps et dans l'espace, ils peuvent donc être étudiés
comme des espèces naturelles.*

Notre définition sépare nettement la maladie d'états
pathologiques avec lesquels elle n'a été que trop souvent confondue : le *symptôme*, la *lésion*, l'*affection*, la
souffrance, l'*infirmité* et la *difformité*.

Dans le chapitre qui traite du symptôme et de la
lésion nous reviendrons sur les différences qui séparent
la maladie de ces états morbides et surtout de l'affection,
qu'il nous suffise de rappeler qu'en définissant la maladie un ensemble de symptômes et de lésions soumis à
une évolution déterminée et spéciale, nous la séparons
radicalement du symptôme et de la lésion.

La *souffrance* diffère de la maladie parce qu'elle est un
trouble fonctionnel sans évolution définie et sans coor-
dination avec d'autres troubles ou avec des lésions;
tels sont la faim, la soif, la fatigue, l'essouflement
après avoir couru, la douleur produite par une cause
extérieure.

La souffrance a encore pour caractère d'être toujours liée à une cause évidente et actuellement présente, et de n'avoir point de durée par elle-même, la soif disparaît en buvant, la fatigue par le repos, le froid par la chaleur. La souffrance n'a pas de durée propre, tandis que, suivant l'expression d'Hippocrate, *la maladie est ce qui dure*.

L'*infirmité* se distingue de la maladie parce que c'est une lésion organique ou un trouble fonctionnel sans évolution ; l'infirmité ne change pas, tandis que la maladie évolue ; l'infirmité est toujours le résultat d'une maladie intra ou extra-utérine : la surdi-mutité, la perte d'un des yeux ou des deux, la claudication, etc., etc., sont des infirmités.

La *difformité* est un état extérieur congénital ou acquis qui détruit plus ou moins la beauté naturelle à l'homme; elle peut être la suite d'un accident ou d'une maladie.

Pour compléter ce chapitre, nous rappellerons maintenant les principales définitions de la maladie. Nous empruntons ces documents à un article de Littré, dans le Dictionnaire en 30 volumes.

Presque toutes ces définitions ont la prétention d'expliquer la nature même de la maladie, aussi présentent-elles toutes les mêmes défauts, elles sont obscures, contradictoires et hypothétiques.

Hippocrate dit qu'il y a maladie « quand le juste mélange des humeurs et des qualités qui existent dans le corps est troublé, et que l'une de ces humeurs ou qualités s'isole et devient prédominante. » (De l'ancienne médecine.)

Cette définition s'appuie sur l'hypothèse du parfait équilibre des humeurs et qualités du corps. Or ce parfait

équilibre est une affirmation sans preuve, et que nous
démontrerons être fausse au chapitre de l'étiologie ;
puis quelles sont ces humeurs, ces qualités ?

Sans suivre l'ordre chronologique qui, ici, n'a aucune valeur, nous rappellerons les définitions qui se rattachent à celle d'Hippocrate.

Galien faisait consister la santé dans le *juste mélange*
des humeurs cardinales, le sang, le phlegme, la bile
jaune et la bile noire. Il définit la maladie une altération des quatre humeurs, soit en quantité, soit en qualité, soit dans leurs rapports avec les solides. Comme pour
Hippocrate, la santé est constituée par la *crase*, c'est-
à-dire l'heureux mélange des humeurs. Ici les humeurs
sont plus spécialement désignées et l'hypothèse est plus
grossièrement à découvert. Qu'est-ce que le phlegme,
qu'est-ce que la bile jaune et la bile noire en physiologie ? Pourquoi l'altération seule des humeurs consti-
tuerait-elle les maladies ? Aussi verrons-nous bientôt les
solidistes attribuer les maladies aux altérations des solides et les *vitalistes* aux forces qui régissent les corps
organisés.

Ce système des quatre humeurs, séduisant par sa
simplicité, largement développé par Galien, qui y rat-
tacha toute la médecine, a traversé le moyen âge, non
sans protestation, mais cependant avec une suprématie
incontestable. Il résista même un certain temps à la
découverte de la circulation du sang, qui mettait à néant
trois des humeurs cardinales, et les vieux tenants du
Galénisme, entêtés de leur humorisme, persécutèrent
les partisans de la nouvelle physiologie, et s'efforcèrent
de les flétrir sous le nom de *circulateurs*... Démolie
pièce à pièce par Stahl, Paracelse, Van Helmont et tous
les réformateurs modernes, la thèse des quatre humeurs
n'a pas perdu toute influence en thérapeutique, et il y a

encore de nos jours des médecins qui croient utile d'évacuer la bile !

Fernel attribue les maladies aux altérations des solides; Cullen les explique par la débilité, le spasme, le relâchement du système nerveux.

Paracelse, Van Helmont, Stahl, Gaubius, Brown et Broussais, pour ne citer que les plus illustres, expliquaient la maladie par un désordre de la force qui régit l'organisme, arché, âme, principe vital, incitabilité, irritabilité. M. Bouchut se rattache à cette école en définissant la maladie : une altération du principe de la vie, avec ou sans lésions de ses organes ou de leurs fonctions.

Il nous reste à parler de l'hippocratisme moderne. Cette école qui commence à Sydenham et à Sauvage, et qui fleurit encore à Montpellier, considère la maladie comme un effort de la nature, une lutte contre la *cause* morbide qu'il faut chasser au dehors. Dans cette doctrine, la maladie est un *bienfait*, et Cayol, l'un des représentants de l'école, définit la maladie une fonction.

Nous ferons remarquer que cette définition repose sur une hypothèse étiologique parfaitement contestable. C'est celle qui enseigne que les maladies sont produites par des causes externes, matérielles, susceptibles d'être combattues ou éliminées. Au chapitre *Étiologie*, nous démontrerons la fausseté de cette théorie ; maintenant, il nous suffit, pour renverser le roman de l'hippocratisme moderne, de faire remarquer qu'il conclut en confondant la maladie avec la fonction, c'est-à-dire avec la santé.

Nous retrouvons donc ainsi trois doctrines différentes : l'*humorisme*, qui explique les maladies par l'altération des humeurs ; les *solidistes*, qui les expliquent par l'altération des solides, et une troisième doctrine qui enseigne que les maladies sont produites par les désordres de la force vitale. Un auteur hippocratiste avait déjà dit que

les maladies se divisaient en trois classes : maladies du
contenant (les solides), des contenus (les liquides) et des
puissances actives (les forces).

Rappelons pour mémoire les définitions de la maladie
qui reposent sur des hypothèses chimiques et physiques
les maladies par excès d'alcalis ou d'acides, par défaut
ou excès d'oxygène, de phosphore, etc., par électricité.

Les auteurs plus rapprochés de nous ont suivi une
meilleure méthode. Ils ont essayé de définir la maladie
par ses phénomènes ; mais presque tous n'ont pas tenu
un compte suffisant de l'évolution et de l'association
des symptômes qui constituent l'individualité de chaque
maladie en particulier.

Chamberet, dans le grand dictionnaire en 60 volumes,
donne cette définition : « La maladie consiste dans le
déplacement permanent de nos parties, dans la lésion
notable de leurs tissus, ou bien dans le désordre ou
l'embarras remarquable et permanent de nos fonctions. »

En termes plus clairs et plus courts, la maladie con-
sisterait dans un trouble fonctionnel ou dans une altération de tissus ; mais cette définition ne tient pas
compte de l'association des symptômes et des lésions
et de la distinction des espèces morbides. Aussi, s'ap-
plique-t-elle bien plus aux lésions et aux symptômes
qu'à la maladie elle-même.

« La maladie, dit Chomel, est une aberration notable survenant soit dans la disposition matérielle des
solides ou des liquides, soit dans l'exercice d'une ou
plusieurs fonctions. »

Cette définition est la même que la précédente ; elle est
même inférieure, car à bien prendre elle se résume
en ces mots : la maladie est ou une lésion, ou un symptôme.

Or, nous l'avons démontré, la maladie n'est pas seulement une lésion ou un symptôme, ni même une lésion et un symptôme, c'est un ensemble de lésions et de symptômes coordonné et évoluant d'une certaine manière et de telle sorte que chaque maladie, parfaitement distincte et séparée, porte un nom propre et doit être étudiée comme une espèce naturelle.

CHAPITRE IV.

La nosologie est la science qui a pour but de classer les maladies.

Les progrès de la nosologie ont suivi ceux de la nosographie. Il est naturel, en effet, que les classifications se soient perfectionnées à mesure que les objets à classer étaient mieux connus.

Nous ne rapporterons pas toutes les *nosologies* qui existent dans l'histoire de la médecine. Nous ferons seulement remarquer qu'elles se rattachent à quatre types : classifications basées sur la nature des maladies, classifications basées sur les symptômes, classifications basées sur les lésions, classifications par espèces morbides.

1° *Classifications basées sur la nature des maladies.* — Elles sont fort simples et ne comprennent habituellement que deux grandes classes de maladie. C'est le *strictum* et le *laxum*, l'*acidité* et l'*alcalinité*, l'*irritation* en plus et l'irritation en moins. Nous avons vu au commencement de ce siècle les sectateurs exagérés de Broussais ne reconnaître que deux grandes maladies : la *gastro-entérite aiguë* et la *gastro-entérite chronique*.

On comprend l'impossibilité de classer les maladies suivant leur nature, puisque cette nature est inconnue ; ce sont donc simplement des hypothèses que l'on classe.

Du reste, la nosologie broussaisienne que nous venons de citer pour exemple est une démonstration par l'absurde de la fausseté de ces nosologies.

2° Les classifications *basées sur les symptômes* ont pour caractère d'être, pour ainsi dire, indéfinies, de pulvériser la nosographie. Linné, Sagar ont donné des nosologies presque purement symptomatiques. Sauvage lui-même, bien que par son enseignement il se rattache à la doctrine des espèces morbides, a donné une classification qui contient avec des maladies véritables un grand nombre de symptômes. Il était, du reste, bien difficile de classer les maladies avant les travaux d'anatomie pathologique moderne, qui ont permis de déterminer les espèces morbides d'une manière plus précise.

Ces auteurs ont multiplié les espèces morbides à l'infini; Sauvage arrive à 315 espèces, Linné à 325, et Vogel à 560!

3° *Classifications basées sur les lésions, ou classification anatomique.* — La plus ancienne des nosologies, celle de *Jonstonus*, publiée en 1644, divisait les maladies en maladies des parties similaires, maladies organiques, maladies communes, subdivisées en maladies internes et externes, étudiées par organes, tête, cou, poitrine, etc., etc.

Nous rappelons que la maladie est un état du composé vivant; que par conséquent les maladies peuvent bien avoir des localisations; que leurs lésions occupent plutôt un tissu qu'un autre tissu, mais que, comme maladies, elles frappent le *composé* tout entier; qu'il n'y a donc ni maladies générales, ni maladies locales, ni maladies de tissus, ni maladies d'organes, ni maladies externes; que la classification anatomique doit être réservée pour les *lésions*.

4° *Classifications basées sur les espèces morbides.* — C'es
la seule classification qui soit naturelle; elle ne doit contenir que des *maladies;* elle repose donc sur la distinction radicale de la maladie, du symptôme et de la
lésion. Sauvage avait eu cette prétention; mais à côté
de maladies véritables, comme les fièvres, les phlegmasies, il admettait une foule de symptômes : la 5e classe,
par exemple, les *anhélations*, comprenait : la toux,
l'éternument, le ronflement, l'orthopnée, le soupir, etc.

Cullen et, à son imitation, Pinel ont donné des classifications moins défectueuses.

La nosologie de Cullen contient quatre classes : les
pyrexies, les névroses, les cachexies et les maladies
locales.

Ces quatre classes sont fort insuffisantes; ainsi elles
réunissent dans la même classe les fièvres, les phlegmasies et les hémorrhagies. La création de la classe des
névroses est le grand mérite de Cullen.

Pinel sépara avec raison les phlegmasies et les hémorrhagies de la classe des fièvres; mais il commit la lourde
faute de séparer les fièvres éruptives des autres fièvres,
pour classer ces maladies dans les phlegmasies. Cette
erreur a eu une influence considérable, et on trouverait
peut-être encore quelques médecins qui regardent la
variole comme une *cutite*.

Pinel eut le tort de classer les fièvres d'après leur
nature hypothétique : la fièvre angéioténique ou inflammatoire, la méningo-gastrique ou bilieuse, l'adéno-
méningée ou muqueuse, la putride. Sa classification,
comme celle de Cullen, est loin de ne comprendre que
des maladies; les lésions et les symptômes s'y rencontrent encore en grand nombre.

Nous l'avons démontré dans le chapitre III, les maladies peuvent être étudiées comme des *espèces natu-*

relles; elles doivent donc être classées comme ces espèces. On peut dire que telle a été le rêve de Sydenham, de Sauvage et de tous les grands médecins depuis la renaissance. Seulement, si, théoriquement, il n'y a aucune hésitation sur la meilleure méthode nosologique, pratiquement, la classification naturelle est hérissée de difficultés.

La première difficulté provient de ce que les maladies sont bien, il est vrai, des *états distincts et naturels*, mais non des *espèces véritables*, comme les animaux et les plantes. Aussi ces états présentent des écarts et des différences inconnues en histoire naturelle, et quelques-uns d'entre eux doivent nécessairement rester dans des classes indéterminées. Ainsi, rien de plus naturel, par exemple, que la classe des fièvres éruptives ; la rougeole, la scarlatine, la variole, constituent des états bien distincts, et cependant ces maladies ont des caractères communs, qui permettent d'en former une classe. La classe des phlegmasies est aussi très-distincte de celle des fièvres. Les maladies pestilentielles, peste, choléra, suette, etc., ont aussi leur cachet ; mais, où mettre la dysentérie et la diphthérie, par exemple, qui tiennent à la fois et des phlegmasies, et des fièvres, et des maladies pestilentielles ?

Une autre cause de difficulté sérieuse, en nosologie, vient des lacunes qui existent encore dans l'histoire des maladies, et les progrès de la science doivent nécessairement modifier la nosologie basée sur les principes de la méthode naturelle. Ainsi, l'histoire des lésions de la moelle a permis de séparer des *névroses*, l'*ataxie locomotrice* et la plupart des *paraplégies*. La *paralysie générale des aliénés* et la *démence* ne peuvent plus être maintenues parmi les *vésanies* qui constituent un genre important dans la classe des névroses. Où placer maintenant ces maladies

qui ne sont peut-être pas toutes des phlegmasies chroniques, et qui ne sont plus des névroses? Comment
classer l'ictère, l'iléus?

Ces difficultés ont déterminé un certain nombre de
médecins à décrire les maladies par *ordre alphabétique*, et
à supprimer ainsi la nosologie.

Nous reconnaissons volontiers qu'en pathologie les
espèces morbides seules sont naturelles, et que les
classes et les genres sont plus ou moins artificiels.
Néanmoins, nous n'admettrons jamais que supprimer
une question soit une manière de la résoudre. Il est évident que les études médicales reçoivent de la nosologie,
même incomplète, une clarté trop grande pour qu'on
puisse s'en priver de gaieté de cœur; et, s'il n'existait
que des *dictionnaires*, si élèves et professeurs n'avaient
pas dans la tête les classifications traditionnelles, je suis
persuadé que l'étude de la pathologie serait extrêmement difficile.

Il existe en effet des analogies d'une grande importance entre les espèces morbides qu'on a coutume de
réunir dans les mêmes classes. Nous conserverons donc
la nosologie en laissant des points d'interrogation et
des portes ouvertes pour les progrès de la nosographie.

L'espèce est donc aujourd'hui pour toutes les écoles
la base et l'élément de toute classification. Nous réuni-
rons celles de ces espèces qui ont des analogies naturelles, et nous formerons des *classes*: fièvres, phleg-
monies, maladies constitutionnelles, etc., etc. Mais
chaque espèce morbide présente des différences plus ou
moins considérables, qui doivent être distinguées. Ainsi
la variole bénigne, la variole ordinaire et la variole hémorrhagique ne constituent pas trois maladies distinctes,
cependant elles présentent des différences considérables
et dont une classification doit tenir compte. Indépen-

damment de ces grandes différences, la même maladie
présente encore, suivant les temps, les lieux et les individus, des *variétés* qui doivent se trouver dans une classification.

Nous diviserons donc, quand il y aura lieu, les espèces en *formes* et en *variétés*.

Les *formes* sont constituées par des différences
considérables, et qui, comme les espèces, constituent
des types immuables dans le temps et dans l'espace.
Ainsi, la variole bénigne est bénigne du commencement à la fin, elle est la même en Amérique et en Eu-
rope, il y a deux cents ans comme aujourd'hui. De
même pour la forme hémorrhagique, dont les caractères
si remarquables ont été décrits par les observateurs de
tous les pays et de tous les temps.

Les *variétés* sont constituées par des différences beaucoup moins importantes, essentiellement mobiles, et
qui constituent des *degrés* ou des caractères épidémiques. Quelquefois la variété est constituée par la prédominance d'un symptôme. Ainsi, la forme maligne de
la rougeole présente deux variétés : la maligne ataxique
et la maligne hémorrhagique. La forme commune de
la folie présente une variété monomaniaque, une variété lypémaniaque, et une variété à double forme.
Dans certaines épidémies de fièvre typhoïde, la constipation, dans les épidémies de grippe, l'insomnie, constituent des variétés qui donnent à l'épidémie son cachet particulier.

Indépendamment des formes et des variétés, les espèces morbides présentent des différences dans chaque
individu. Ces différences, propres aux cas particuliers,
sont en rapport avec ce qu'on appelle l'*idiosyncrasie*, ou
le *tempérament* ; et, bien que la nosologie ne puisse en
tenir compte, nous devons les signaler à cause de leur

importance au point de vue de la médecine pratique.

Ce sont ces différences individuelles qui rendent la pratique de la médecine si difficile. Il faut que le médecin, au début de sa carrière, soit bien prévenu des différences que présentent les espèces morbides dans chaque cas particulier, différences qui rendent le diagnostic souvent fort épineux. En effet, la nosographie ne peut tenir compte, dans ses descriptions, que des symptômes et des lésions qui appartiennent essentiellement à l'espèce morbide, et, dans les cas particuliers, ces symptômes et ces lésions sont souvent couverts et obscurcis par mille souffrances mal définies, qui déroutent le médecin inexpérimentés dans la recherche du diagnostic.

Certains médecins, impressionnés par les différences individuelles, sont arrivés à professer qu'il n'existait pas deux maladies semblables, et, abandonnant l'idée d'espèce, ont renoncé au diagnostic; mais l'espèce subsiste sous ces différences individuelles, et peut toujours être reconnue à ses caractères fondamentaux, comme la feuille de chêne, qui, dit-on, ne pourrait trouver sa semblable, possède cependant les caractères qui permettent aux botanistes de reconnaître son espèce.

Récamier a dit avec raison : il n'y a pas de pleurésie, il n'y a que des *pleurétiques*, accordant ainsi une part très-large, peut-être même trop large, à l'*individualisation*, mais conservant l'idée d'espèce en conservant le nom de la maladie.

L'*idiosyncrasie* (de ἄδιος, propre, σὺν, avec, κρίσις, tempérament) est la propriété qu'a chaque individu de ressentir les causes morbifiques et de subir les évolutions morbides à sa manière; c'est le tempérament morbide; c'est la propriété qui imprime à l'espèce morbide un cachet spécial chez chaque individu; c'est la cause de l'individualisation.

Nous retrouverons l'idiosyncrasie et l'*immunité* morbide dans le chapitre de l'étiologie.

Nous diviserons donc les espèces morbides en *classes* aussi naturelles que possible. Chaque espèce sera subdivisée d'après les enseignements de la clinique et non, suivant une idée systématique, en *formes* et en *variétés*.

Mais toutes ces maladies ont des *localisations*, et le cadre nosologique serait incomplet si, dans un chapitre spécial, il ne s'occupait de la classification de ces localisations. Or, il est évident que ces localisations ne peuvent se classer qu'anatomiquement, par organe; et nous retrouvons ici la place légitime des classifications organiques, dont la nécessité a toujours été reconnue, et dont Boyer a fait une si belle application dans son *Traité de chirurgie*.

Cette classification par organe a pour avantage de présenter, dans un même chapitre, l'histoire d'affections qui, bien qu'appartenant à des espèces différentes, empruntent à l'identité de siége, des symptômes et des indications thérapeutiques communes. Ainsi, toutes les localisations phlegmasiques, diathésiques et constitutionnelles, connues sous les noms d'ophthalmies catarrhales, purulentes, syphilitiques, scrofuleuses, etc., etc., sont avantageusement étudiées comparativement à propos de l'œil. La méningite tuberculeuse, qui est une localisation scrofuleuse, et la méningite essentielle, qui est une localisation phlegmasique, gagnent, pour la clarté du diagnostic, à être étudiées dans le chapitre des affections cérébrales.

Un dernier point, qui a son importance, c'est que la classification par organe permet de placer des états encore mal définis, qui ne rentrent dans aucune classe;

Elles forment trois ordres : les fièvres continues, au nombre de 3 :

Éphémère,   Fièvre typhoïde.
Synoque,

La fièvre intermittente, qui ne présente qu'une espèce :

Fièvre intermittente.

Les fièvres éruptives, au nombre de 8, dont une com-
muniquée des animaux :

La vaccine,   La roséole,
La variole,   La scarlatine,
La varicelle,   La fièvre ortiée,
La rougeole,   L'érythème noueux ?

VIIe CLASSE. **Classe intermédiaire.** — Les maladies
comprises dans cette classe sont au nombre de 6. Elles
ont pour caractère une localisation fixe, comme les
phlegmasies, un mouvement fébrile sans proportion
avec l'affection locale, comme les fièvres ; comme les
maladies pestilentielles, elles sont contagieuses, épidémiques, et, à l'exception des oreillons, horriblement
meurtrières.

Ce sont :

L'érysipèle,   La grippe,
La diphthérie,   Les oreillons,
La dysentérie,   La coqueluche.

VIIIe CLASSE. **Classe des névroses.** — Elles ont pour
caractère d'être constituées par des désordres de la vie
animale et de n'atteindre qu'à la longue et indirectement les fonctions de la vie végétative. Ce sont des maladies sans lésions définies ; leur nombre a varié avec
les progrès de l'anatomie pathologique. Quelques-unes,

comme l'*ataxie locomotrice*, la *démence*, ne peuvent plus rester dans cette classe, parce qu'elles s'accompagnent de lésions constantes et définies. Nous en ferons l'histoire à propos des affections du cerveau et de la moelle épinière.

Les névroses sont au nombre de 12.

Ce sont :

L'hystérie,	Le tétanos,
L'épilepsie,	La chorée.
L'éclampsie,	

L'*extase*, la *catalepsie*, l'*acrobatisme* et le *somnambulisme* proprement dit, que nous réunissons dans une seule espèce.

Le somnambulisme,	La crampe des écrivains,
Les contractures essen-tielles,	La paralysie agitante,
	L'hypochondrie,
La crampe,	La folie.

IXe Classe. Les **phlegmasies**. — Caractérisées par l'inflammation d'un organe ou d'une portion d'organe et par un mouvement fébrile ordinairement proportionné à l'étendue de l'affection locale.

Nous retrouverons les espèces qui constituent cette classe à propos des localisations sur chaque organe.

Xe Classe. Les **hémorrhagies**. — Caractérisées par tions caractérisées par l'écoulement du sang hors des vaisseaux, que ce sang s'épanche dans la trame des organes ou qu'il coule au dehors. Ces affections, ordinairement sans fièvre, sont, suivant nous, toujours symptomatiques. Cependant les nosologistes n'ont pas osé supprimer cette classe. Nous la mentionnons pour mémoire, et nous retrouverons ces affections à propos des localisations sur chaque organe.

Jousset.   4

XIe Classe. Les **hydropisies**. — Ces affections sont caraétérisées par l'épanchement dans le tissu conjonctive ou dans les cavités séreuses du sérum du sang. Depuis la découverte de Bright, les cas d'hydopisies essentielles ont beaucoup diminué. Nous croyons que cette classe de maladie est appelée à disparaître. Nous retrouverons les espèces d'hydropisie à propos des localisations.

Les anciennes nosologies contiennent encore deux classes : les *flux* et les *gangrènes*.

Les *flux* sont caractérisés par l'exagération de certaines sécrétions, comme la *sialorrhée*, la *polyurie*, la *lactorrhée*.

Les anciens avaient même compris dans cette classe des maladies comme le *diabète*, le *choléra* et la *leucorrhée*, qui rentrent bien naturellement dans la classe des cachexies, des maladies pestilentielles ou des phlegmasies.

Les *gangrènes*. Elles sont toujours symptomatiques, soit d'une fièvre, d'une maladie pestilentielle, d'une cachexie, d'une phlegmasie, d'une diathèse, d'un empoisonnement ou d'un traumatisme.

Les *fluxions* ou *congestions* et les *aémies* sont des lésions. Elles sont admises à tort par certains auteurs comme des espèces morbides.

MALADIES ET AFFECTIONS LOCALES.

Nous ne présenterons pas un tableau complet des maladies et des affections locales, ce serait empiéter sur le domaine de la médecine pratique. Seulement, pour bien faire comprendre notre méthode nosologique, nous allons en faire l'application aux affections cérébrales.

LOCALISATIONS SUR L'ENCÉPHALE.

1° *Localisations phlegmasiques*. — Méningite, méningite cérébro-spinale, encéphalite, méningo-encéphalite diffuse, (paralysie générale des aliénés).

2° *Localisations de nature probablement phlegmasiques*. — Sclérose en plaques, démence, endartérite déformante, thromboses, embolies, ramollissement.

3° *Localisations hémorrhagiques*. — Hémorrhagie cérébrale, hémorrhagie méningée.

4° *Localisations hydropiques*. — Hydrocéphale.

5° *Localisations scrofuleuses*. — Méningite tuberculeuse, tubercules du cerveau.

6° *Localisations cancéreuses*. — Cancer du cerveau et des méninges.

7° *Localisations des névroses*. — Migraine, vertige.

8° *Localisations sur les vaisseaux*. — Anévrysmes, varices, phlébites.

9° *Localisations parasitaires* — Acéphalocystes.

Cette classification des maladies, exposée par J.-P. Tessier, dans ses traits principaux, dès l'année 1840, dans ses cours publics de l'Ecole pratique, a été reproduite dans le *Manuel* de A. Tardieu, et dans la dernière édition du *Guide du médecin praticien*, de Valleix.

Après avoir donné les règles pour la détermination des *formes* et des *variétés*, avoir appuyé ces règles sur des exemples acceptés de tous, nous n'avons pas cru nécessaire, dans le tableau précédent, d'énumérer les *formes* de chaque espèce morbide; c'est encore là le domaine de la nosographie.

CHAPITRE V.

La nomenclature est cette partie de la pathologie générale qui traite du *nom* des maladies.

Il n'existe point, en médecine, de nomenclature régulière, et les noms des maladies sont empruntés à des sources bien diverses. La plupart sont tirés du symptôme principal : la fièvre *intermittente*, la fièvre *typhoïde*, la *rougeole*, la *chlorose*, dont les noms expriment l'intermittence, la stupeur, la couleur rouge ou jaune verte de la peau.

Beaucoup de noms anciens sont tirés de la cause hypothétique à laquelle on attribuait la maladie : la *goutte*, l'*hypochondrie*, la *mélancolie*, le *cancer*, etc. Ces noms sont tirés d'une hypothèse sur les *gouttes* de matière morbifique, sur le siége de la maladie dans la région des hypochondres, sur la bile noire, sur un chancre qui dévorait les chairs.

D'autres noms ont gardé leur origine étrangère : le *scorbut*, par exemple, dérivé du slave *scorb*, qui signifie maladie.

Un petit nombre de noms sont pris du médecin qui a le premier décrit la maladie : *Mal de Pott*, *maladie de Bright*, etc., etc.

D'autres noms viennent de la lésion principale, ou de la cause de la maladie, le *goître*, les *hémorrhoïdes*, l'*ulcère simple*, l'*indigestion*, etc., etc.

Quelques-unes ont une étymologie tout à fait douteuse, comme la *syphilis*, la *scrofule*.

La classe entière de phlegmasies est dénommée assez
régulièrement par le nom de l'organe malade, suivi de
la terminaison *ite* : *méningite*, *encéphalite*, *bronchite*, *endocardite*, etc., etc. Cependant, cette règle bien simple a
encore de nombreuses exceptions : *ophthalmie*, *pleurésie*,
pneumonie, dont la terminaison est en *ie;* puis *angine*,
coryza, qui échappent à toutes les règles de la nomenclature.

La terminaison en *ie* a été appliquée aux *névralgies* :
la *gastralgie*, l'*entéralgie*, l'*hépatalgie*, mais il y a la *migraine*, qui échappe à la règle commune ;

La terminaison en *rhée* à certains flux : *sialorrhée*,
spermatorrhée, *diarrhée*, mais il y a *lientérie*, *polyurie*, etc.

La terminaison en *ome* est plus particulièrement
affectée à désigner des tumeurs : *fibrome*, *enchondrome*,
sarcome, etc., etc.

Certains médecins, frappés des avantages d'une nomenclature régulière, universellement acceptée, comme
celle de la chimie, par exemple, ont essayé de doter la
médecine d'une nomenclature uniforme, mais ces ten-
tatives ont été toutes malheureuses et ont été unanime-
ment repoussées, pour cette raison que les noms nouveaux proposés par les réformateurs exprimaient toujours une doctrine particulière, et qu'avant de faire
accepter les noms, il eût fallu faire accepter la doctrine. La nomenclature systématiquement organicienne
de Piorry est la dernière tentative de réforme ; on sait
quel a été son sort.

L'inconvénient de *noms* tirés de tant de sources différentes, et dont quelques-uns ont une signification éty-
mologique ridicule, n'est pas aussi grave qu'ont voulu
le dire les réformateurs de la nomenclature. Il faut se

a. *De la définition.* — La définition de chaque maladie en particulier doit contenir, comme toute définition, le genre commun et la différence prochaine. Le genre commun c'est la maladie, la différence prochaine c'est l'ensemble des symptômes et des lésions particulières à cette maladie; seulement, comme une définition ne peut être démesurément longue, on choisit dans les symptômes ou les lésions celui ou ceux qui sont les plus caractéristiques.

Exemple : La scrofule est une maladie caractérisée par des affections multiples qui ont une tendance à la chronicité, à l'ulcération, à la suppuration et à la formation de matière tuberculeuse, principalement dans les ganglions lymphatiques. La syphilis est une maladie caractérisée par des lésions multiples : par des ulcérations, des indurations, des nécroses, etc., mais principalement parce qu'elle ne se développe jamais spontanément et qu'elle est inoculable. La variole est une maladie caractérisée par un mouvement fébrile et par une éruption de pustules ombiliquées. La folie est une maladie caractérisée par l'aliénation mentale. La pneumonie est une maladie caractérisée par l'hépatisation du tissu pulmonaire. La pleurésie est une maladie caractérisée par l'inflammation de la plèvre.

Par le premier terme, maladie, nous différencions immédiatement l'espèce morbide de la lésion ou des symptômes, ce qui est absolument nécessaire, au moins pour les maladies à localisations constantes ou caractérisées par un petit nombre de symptômes. Si nous disions que la folie est caractérisée par une aliénation mentale, en omettant de dire que c'est une maladie, comment distinguer la folie de la paralysie générale de l'hystérie, de l'épilepsie, si souvent accompagnées d'aliénation mentale? Et si nous ne disons pas que la pneu-

monie est une maladie, nous confondons cette espèce
morbide avec les hépatisations des fièvres et des diathèses.
De même, pour la pleurésie, qui a besoin dans sa définition du mot maladie pour être distinguée de tous les
épanchements symptomatiques.

Il est bon encore, pour abréger, de définir l'espèce
morbide par sa classe. Ainsi la scrofule est une maladie constitutionnelle caractérisée par...; la variole une
fièvre éruptive caractérisée par... La définition y gagne
en clarté et en précision.

b c d. L'*étymologie*, la *synonymie* et l'*historique* ont un
même but : rappeler les connaissances contenues dans
la tradition médicale sur l'espèce morbide à décrire.
L'*étymologie* du nom de la maladie donne l'origine du
mot, le radical dont il dérive. Elle a surtout un intérêt
historique et se trouve souvent en contradiction avec
le sens défini du mot, comme dans *chorée*, caractérisée
par l'incoordination des mouvements, ce qui est le contraire de la danse.

D'autres fois elle est empruntée à un symptôme :
chlorose, verdâtre ; *typhus*, stupeur ; ou encore à la région
malade : *rachitisme*, rachis ; ou encore à l'idée qu'on se
formait de la nature du mal : *goutte*, parce qu'on regar-
dait cette maladie comme causée par le dépôt d'une
goutte de matière peccante, etc., etc.

La *synonymie* a l'immense avantage de faciliter la lecture des auteurs et d'empêcher de prendre pour des
espèces nouvelles ou différentes une seule maladie qui
a reçu plusieurs noms. La synonymie rappelle souvent
en abrégé l'histoire des différentes doctrines médicales
appliquées à l'étude d'une maladie particulière.

L'*historique* a une grande importance scientifique,
parce qu'il nous donne l'opinion de toute la tradition

sur chaque maladie particulière. De plus, il rend un
juste tribut de gloire aux médecins qui ont fait avancer
la nosographie et empêche les découvertes ridicules des
ignorants.

e. *De la division de l'espèce en formes et en variétés.* —
La méthode nosographique naturelle attache le plus
grand prix à la détermination des formes et des variétés dans chaque espèce morbide. Une description trop
générale de la maladie manquerait le but essentiel de
la nosographie, qui est de tracer des tableaux, je dis
mieux, des portraits aussi exacts que possible des états
morbides, afin que le médecin puisse les reconnaître
facilement. Or, s'il est vrai que la variole de forme commune et celles de formes hémorrhagiques contituent
bien réellement une seule espèce morbide, la différence
de leur symptomatologie est trop considérable pour qu'on
puisse tracer de ces deux formes une seule description.
La forme commune, en effet, essentiellement régulière
dans le développement de ses quatre périodes classiques, évoluant presque mathématiquement pendant
quatre jours chacune, caractérisée constamment par un
mouvement fébrile intense, qui fournit l'élément principal du pronostic, ne peut être comparée avec la forme
hémorrhagique, irrégulière et insidieuse dans sa marche, sans fréquence du pouls au début, et souvent foudroyante dans sa terminaison. Il est donc nécessaire
de déterminer avant tout les *formes* et les *variétés* que
peut présenter l'espèce morbide à décrire.

f. La *description* de chaque forme et de chaque variété
doit être faite en suivant l'évolution naturelle de la maladie: prodromes, débuts, périodes d'état et terminaisons
diverses. Le talent du nosographe consiste à grouper

les phénomènes multiples qui constituent une maladie, de manière à faire ressortir les symptômes principaux caractéristiques, et à laisser au second plan ceux qui sont accessoires. Il ne doit jamais obéir à l'esprit de système dans ses descriptions, mais se borner à copier fidèlement la nature. Les descriptions fidèles et exactes ont traversé les siècles, tandis que les descriptions systématiques n'ont qu'une durée éphémère et encombrent inutilement la tradition médicale.

Il est nécessaire que le nosographe soit clair en même temps que précis ; il ne doit donc pas dans sa description s'arrêter à étudier trop minutieusement chaque symptôme en particulier, la ressemblance d'ensemble manquerait à son tableau ; il doit réserver pour les paragraphes du diagnostic et du pronostic l'analyse sévère des principaux symptômes.

g. *Lésions*. L'étude des lésions dans les cas particuliers comprend l'examen du genre de mort auquel a succombé le malade et celui des lésions propres à la maladie. La première partie de cette étude est encore peu avancée aujourd'hui ; quant à la seconde, elle doit porter sur la lésion principale et sur les lésions accessoires. C'est en respectant la loi des évolutions que cette description doit être faite.

Il faut encore se garder ici des descriptions de fantaisie et ne pas remplacer les faits encore inconnus par des suppositions basées uniquement sur l'idée que nous nous formons des processus morbides. Dans cette évolution des lésions, les premières périodes sont les moins connues parce qu'il est rare qu'un malade succombe le premier jour d'une maladie aiguë ou les premières semaines d'une maladie chronique. C'est donc avec des cas rares que se font les descriptions de la première pé-

riode des lésions. Dans certains cas où la lésion se développe par poussées successives ou envahit progressivement un ou plusieurs organes, on peut dans la même
autopsie constater plusieurs périodes de la même lésion
et par conséquent arriver à en saisir l'évolution. Ainsi,
dans la fièvre typhoïde, la lésion des plaques de Peyer
est d'autant plus avancée qu'on se rapproche davantage
du cæcum ; de manière qu'on trouve à ce niveau des
plaques déjà ulcérées et qu'en remontant vers le duo-
dénum, on rencontre des plaques du début. De même,
dans la phthisie pulmonaire, autour des cavernes, on
rencontre des tubercules crus et des granulations
grises qui permettent de tracer l'évolution du tubercule;
mais nous connaissons beaucoup moins le début de
l'hépatisation pulmonaire par exemple ; et nous sommes
persuadé que la description classique décorée du nom
de premier degré de la pneumonie ou période d'en-
gouement, est presque entièrement imaginaire et se
rapporte plutôt à l'histoire de la congestion pulmonaire
qu'à celle de l'inflammation du poumon.

Le nosographe, dans l'histoire des lésions de chaque
espèce morbide, doit tenir grand compte des lésions
propres à chaque forme quand les documents existant
dans la science permettent de faire cette distinction.
Dans la fièvre typhoïde, par exemple, les grosses plaques
saillantes appartiennent à la forme maligne de la maladie. Nous ne doutons pas que les autres formes de la
maladie n'aient, elles aussi, leur lésion spéciale, mais
cette étude d'anatomie pathologique est encore fort incomplète.

h. *Des causes.* Quelques nosologistes placent l'étude
des causes avant celle des symptômes. Il n'y a pas de
raisons bien sérieuses pour placer cette étude avant ou

après la description des symptômes, l'usage le plus répandu est celui que nous suivons ici.

L'écueil de cette partie de la nosographie est la banalité. Beaucoup d'auteurs répètent, à propos de toutes les maladies, l'énumération fastidieuse de circonstances étiologiques toujours les mêmes. Le passage du froid au chaud, l'humidité, les fatigues, les excès, forment le fond de ces étiologies banales, accolées à l'histoire de toutes les espèces morbides.

Il est grand temps de réformer cette partie de la nosographie et ne plus accepter comme cause d'une maladie que des circonstances dont l'influence étiologique soit bien démontrée. Nous aurons ainsi une étude des causes essentiellement pratique et qui pourra être appliquée à la prophylaxie de la maladie.

i. *Du diagnostic et du pronostic.* C'est dans ce paragraphe qu'il convient de reprendre l'analyse des principaux symptômes de la maladie pour en tirer les signes diagnostiques et pronostiques.

On doit premièrement établir sur quelques signes importants le diagnostic de l'espèce morbide, puis on complète cette étude en faisant le *diagnostic différentiel* de cette espèce et des espèces voisines.

Le diagnostic de l'espèce s'établit sur un petit nombre de signes d'une grande valeur, ainsi le diagnostic de la pneumonie s'établit sur le caractère du mouvement fébrile, l'existence des crachats rouillés, du râle crépitant et du souffle. La fièvre typhoïde sur les caractères du mouvement fébrile et l'existence des taches lenticulaires. Quelques-uns de ces signes sont appelés *pathognomoniques,* ce sont ceux qui, comme les crachats rouillés et les taches lenticulaires, n'existent que dans une espèce morbide et permettent par conséquent un diagnostic certain.

On ne doit pas se contenter du diagnostic de l'espèce ; il faut encore faire celui de la forme. Cette condition est nécessaire pour le pronostic.

Théoriquement le diagnostic différentiel ne devrait pas être nécessaire, mais il a une utilité pratique très-réelle, seulement il ne faut pas en abuser et faire le diagnostic différentiel de la morve et du rhume de cerveau ; mais le diagnostic différentiel de la pneumonie et de la pleurésie, de la méningite franche et de la tuberculeuse, des fièvres au début, a une véritable importance. Ce diagnostic s'obtient par la comparaison des symptômes communs aux deux maladies à distinguer, et il consiste à en faire ressortir les différences. Ainsi dans le mouvement fébrile de la pneumonie le pouls est grand et mou, dans celui de la pleurésie il est petit et dur : la toux est grasse et assez facile dans la première maladie, elle est sèche et *interrompue* dans la seconde, etc., etc.

j. Le *pronostic* puise à deux sources différentes : aux notions générales que nous possédons sur la gravité ou la bénignité des espèces morbides et de leurs formes, et à l'existence de symptomes particuliers auxquels l'observation clinique a reconnu une véritable valeur. Le premier ordre de renseignements fournit le pronostic absolu, le second permet au médecin de prévoir pour les cas particuliers l'issue probable de la maladie.

Les anciens auteurs attachaient avec raison la plus grande importance à cette partie de l'art médical, et ils nous ont laissé sur ce point une foule de connaissances extrêmement précieuses, qui ont conservé une grande valeur. Le médecin devra toujours se rappeler que sa réputation, et par conséquent son autorité dépendent presque exclusivement de la justesse de son pronostic.

k. *Du traitement.* — Cette partie de la nosographie doit contenir un exposé critique des principales médications qui ont été préconisées contre l'espèce morbide qui est à l'étude, puis un examen exact et complet des indications tirées des symptômes dans chaque forme, dans chaque variété et pour toutes les périodes de ces formes et de ces variétés, afin que le médecin, au lieu d'un traitement banal et sans application, trouve dans la nosographie des renseignements pratiques sur les cas particuliers qui s'offrent chaque jour à son observation.

A quoi servirait au médecin de savoir que le traitement de la fièvre intermittente réclame l'emploi du sulfate de quinine, de l'arsenic et de la noix vomique, s'il ne sait en même temps quelles sont les formes et les périodes de cette maladie qui réclament plus particulièrement l'un de ces trois médicaments, et s'il ne peut trouver dans la nosographie l'ensemble des symptômes qui doive fixer définitivement son choix sur l'arsenic, ou la noix vomique, ou le sulfate de quinine?

Le paragraphe du traitement doit contenir en outre des renseignements précis sur la dose, sur le mode et la durée de l'administration du médicament. Il doit mentionner les autres indications possibles et ne pas négliger de signaler les règles si importantes de l'hygiène pour chaque cas particulier.

Telle est la méthode nosographique naturelle. Nous avons cru devoir l'exposer dans tous ses détails pour qu'elle apporte à l'étude des maladies un degré de clarté et de précision qui facilite également et la tâche du maître et celle de l'étudiant.

ARTICLE II. Les *méthodes nosographiques systématiques* ont varié avec les doctrines, elles sont donc

très-multipliées. La plus récente est la méthode organicienne ; elle consiste à décrire les maladies en suivant
l'ordre anatomique au lieu de suivre l'ordre d'évolution
des symptômes ; elle a pour résultat la production de
tableaux qui, même quand ils sont bien faits, ne donnent jamais une idée de l'ensemble de la maladie.

Section II. — *De la marche des maladies.*

Nous l'avons déjà dit plusieurs fois, la maladie est un
état défini ; elle a donc nécessairement un commencement, une marche, une durée et une terminaison. Ce
sont ces différentes périodes qui constituent les phases
dans les maladies.

Dès le commencement de la médecine la marche des
maladies a été divisée en *aiguë* et en *chronique*, et les différents auteurs se sont efforcés de définir exactement ce
qu'il fallait entendre par ces deux termes. Les uns, pre-
nant la durée de la maladie pour seul élément caractéristique, ont fixé à quarante jours la durée des maladies
aiguës, en sorte que toute affection qui dépassait ce
terme de quarante jours était classée dans la catégorie
des maladies à marche chronique ; on a objecté avec
raison que ce terme de quarante jours était fort arbi-
traire et qu'une fièvre typhoïde, par exemple, était encore une maladie aiguë le quarante et unième jour et
même le soixantième jour.

D'autres auteurs ont vu dans la présence ou dans
l'absence du mouvement fébrile un caractère suffisant
pour différencier les maladies aiguës ou chroniques, ce
caractère n'a aucune valeur, car il y a des coryzas, des
ophthalmies absolument sans fièvre, qui évoluent complètement en moins d'une semaine et qui, par conséquent, ont bien une marche aiguë, et par opposition on

observe un mouvement fébrile dans la période avancée de la plupart des maladies chroniques.

La durée en résumé est l'élément principal qui doit servir à fixer le caractère d'acuité et de chronicité, et, sans fixer un terme de quarante jours, qui nous paraît trop absolu, nous dirons que la marche d'une maladie est aiguë quand ses allures sont rapides et que sa durée se compte par jour ou par semaine, et qu'elle est chronique quand ses allures sont lentes et que sa durée se compte par mois et par année.

Un écueil dont il faut se garder avec soin, c'est d'appliquer aux maladies cette division dichotomique en aiguës et chroniques. Cette division doit s'appliquer exclusivement à l'évolution, à la marche des maladies, et non aux maladies elles-mêmes. Une même espèce morbide peut, en effet, être aiguë et chronique. La phthisie, par exemple, dont la durée habituelle dépasse une année, ne dure que quelques semaines et même quelques jours dans la forme maligne (phthisie galopante). Mais il y a plus, la même forme de maladie peut être aiguë à son début et chronique dans ses dernières périodes; la pleurésie de forme commune présente souvent ce phénomène, tout à fait aigu dans ses allures; à son début, elle peut passer à l'état chronique et se prolonger pendant des mois.

C'est donc à la marche et non aux maladies elles-mêmes qu'il faut appliquer la qualification d'aiguë et de chronique.

ARTICLE 1. *Des phases des maladies quand la marche est aiguë.* On a l'habitude de subdiviser la marche aiguë des maladies en deux *types* principaux : le *type continu* et le *type intermittent.* Ce dernier ne s'applique guère qu'à une espèce morbide, la fièvre intermittente.

Jousset. 5

Entre le type continu et le type intermittent se place le *type rémittent* commun et aux maladies ordinaires et à la fièvre intermittente.

Dans le type continu les symptômes se succèdent sans aucune interruption et dans un certain ordre de progression et de diminution que nous étudierons dans un instant. Le *type intermittent* présente au contraire des intermittences complètes pendant lesquelles les symptômes disparaissent entièrement. Dans le type rémittent la rémission est incomplète et les accès ne sont pas séparés par une *apyrexie* véritable.

§ I.—*Du type continu.*—*Succession des symptômes dans les types continus.* — Elle présente six périodes : *prodromes, début, augment, état, déclin* et *terminaison*. La première et la dernière de ces périodes, les prodromes et la terminaison, se rencontrent également dans les autres types et dans les malades à marche chronique. Les quatre autres sont spéciales au type continu des maladies aiguës.

Nous devons les noter expressément, dans le type continu le plus parfait, les maladies présentent chaque jour une aggravation des symptômes survenant habituellement le soir, et une rémission dans la matinée. Aujourd'hui que les courbes thermométriques sont prises avec soin, il est facile de constater ces aggravations et ces rémissions régulières.

La révolution des symptômes comprise entre ces deux termes constitue ce que les Hippocratistes appelaient le *jour médical.*

1° *Prodromes.* — On appelle *Prodromes* un ensemble de symptômes sans durée fixe et sans évolution régulière. Ces deux caractères séparent nettement les prodromes de la maladie elle-même qui a sa durée déterminée et dont les symptômes évoluent dans un ordre régulier. Ces prodromes présentent des caractères spéciaux dans chaque maladie ; mais cependant ces caractères ne sont pas toujours assez accusés pour qu'on puisse arriver sûrement au diagnostic. La courbature, la pesanteur de de tête, les malaises gastriques, les troubles du sommeil, les épistaxis, peuvent bien faire craindre le début d'une fièvre typhoïde, mais ne permettent pas toujours d'en affirmer l'imminence avec certitude.

Il ne faut pas confondre les prodromes avec l'*incubation* : l'incubation appartient à l'étiologie. C'est le temps qui s'écoule entre l'application de la cause et le début de la maladie ; ce temps est très-variable en durée, il n'est que de quelques jours dans le choléra, il peut être de plusieurs mois dans la rage. Ce temps est ordinairement silencieux, c'est-à-dire qu'il n'est accompagné d'aucune souffrance.

Cette période n'existe pas toujours, et il y a des maladies qui débutent brusquement sans être annoncées par des souffrances prémonitoires.

2° *Début.*— Nous avons dit qu'habituellement précédé de prodromes, il pouvait cependant être brusque et saisir le sujet au milieu de la santé. Dans tous les cas le début est marqué par l'apparition d'un symptôme important, qui fixe d'une manière certaine le commencement du processus morbide. Ce symptôme est souvent un frisson, d'autres fois des vomissements, quelquefois, chez les enfants, une attaque convulsive. Il y a dans le début de la maladie un élément important de diagnostic, parce que chaque espèce morbide a son mode spécial de début. Le frisson violent accompagné de vomissement est caractéristique du début de la pneumonie, le vomissement avec mal de gorge, de la scarlatine, etc., etc.

Ce qui distingue le début des prodromes, c'est que pendant la période de début les symptômes se coordonnent suivant l'espèce morbide, et que l'évolution de la maladie ne s'arrête plus. C'est le moment où se présente le concours des symptômes, *concursus symptomatum.*

3° *Période d'augment.* — On appelle période d'augment celle pendant laquelle les symptômes augmentent progressivement d'intensité. Le mouvement fébrile, par exemple, s'accroît chaque jour de plusieurs dixièmes de degré. Cette période est plus ou moins courte et est remplacée par la période d'état.

4° *Période d'état ou acmé.* — Pendant cette période, les symptômes conservent à peu près le même degré d'intensité et n'augmentent ni ne diminuent d'une manière notable. La courbe thermométrique, quand il y a un mouvement fébrile, ne subit que des oscillations insignifiantes.

5° *Période de déclin.* — Elle est marquée par la diminution graduelle des symptômes et l'amélioration progressive du malade.

Cette période n'existe pas toujours, ou au moins elle est extrêmement courte dans la terminaison, qui a reçu le nom barbare de *défervescence.*

6° *Terminaison.* — Les maladies peuvent se terminer de trois manières différentes : A par la guérison, B par la mort, C par une autre maladie. La guérison est précédée d'une période spéciale appelée *convalescence.*

A. *Terminaison par la guérison.* — Elle peut se produire de deux manières différentes : insensiblement et par la diminution graduelle des symptômes, c'est ce que les anciens appelaient la terminaison par *lysis;* et brusquement par la cessation très-rapide de tous les symptômes. Cette terminaison s'accompagne ordinairement de *phénomènes critiques*. C'est ce que les modernes appellent terminaison par *défervescence*, d'une expression empruntée à la langue de la chimie.

a. *Des crises et des jours critiques.* — L'observation traditionnelle a sanctionné cet enseignement des livres hippocratiques, qu'un certain nombre de maladies se terminaient par des *phénomènes critiques*, et c'est là le sens restreint qu'il faut donner au mot *crises*. D'après son étymologie, la crise est un *jugement*, soit en bien, soit en mal, qui vient interrompre le cours régulier des symptômes. Ce jugement est habituellement précédé d'un trouble plus considérable, d'une sorte de tumulte dans les symptômes ; de là le sens vulgaire et extra-médical du mot *crise*, qui est pris habituellement dans le sens d'un état à la fois dangereux et tumultueux. Mais la tradition a peu à peu réservé le mot crise pour désigner un changement brusque et favorable dans le cours d'une maladie.

Les *phénomènes critiques* sont des évacuations, des hémorrhagies, des éruptions, des abcès, des furoncles, etc. Les sueurs, les épistaxis, les éruptions d'herpès, les abcès, et les modifications dans la composition des urines, sont les crises les plus fréquentes. Ces modifications dans la composition des urines se manifestent par des *dépôts* et des *nuages*, qui ont été étudiés par mon ancien maître, Martin-Solon, médecin de l'Hôtel-Dieu.

Hippocrate ne se contentait pas d'affirmer l'existence des crises dans les maladies ; il enseignait de plus que les crises se produisaient à des jours déterminés, appelés *jours critiques*. Les jours critiques sont, pour une période de vingt jours, le 4e et le 7e de chaque septé-

naire dans les deux premières semaines de la maladie,
et le 3e et le 6e dans la troisième semaine. Ce qui donne
le 4e, le 7e, le 11e, le 14e, le 17e et le 20e. Les mêmes
jours se répétaient pour les autres périodes de 20 jours
dans les maladies longues, et donnaient le 24e, le 27e,
le 31e, le 34e, le 37e et le 40e, et ainsi de suite jusqu'à
cent vingt jours, durée extrême des fièvres continués.

Indépendamment de ces jours critiques principaux,
on admettait encore certains jours où les crises pouvaient
se faire quelquefois, comme le 9e, par exemple; mais
ici les opinions sont extrêmement variables. Souvent le
travail critique s'annonçait la veille du jour où il devait
se produire; ce jour était appelé *indicateur;* les autres
jours où on ne pouvait s'attendre à aucun travail critique
s'appelaient les *jours vides*, et, pour les hippocratistes
fanatiques, c'étaient les seuls jours où il fût permis de
faire un traitement actif.

Telle est la fameuse doctrine des jours critiques,
qui a soulevé tant de discussions; les uns l'acceptent
sans se permettre d'y changer un iota, et les autres la
rejettent absolument. L'école organicienne moderne,
qui n'admet pas les espèces morbides, ne pouvait pas accepter la marche régulière et la durée déterminée que
suppose, dans la maladie, l'existence des jours critiques.

Nous ferons remarquer qu'il s'agit surtout ici d'une
question de clinique, et que l'observation est souveraine
pour la décider. Seulement il faut prendre le problème
comme il a été posé par les anciens, et si on ne distingue
pas les prodromes du début de la maladie, si on ne sait
pas ce que c'est que le *jour médical*, et si on le remplace
par le jour astronomique, si on pousse l'ignorance jusqu'à ne pas connaître les vrais jours critiques et enseigner, par exemple, que ce sont sont les jours impairs, il

n'est pas étonnant qu'on trouve absolument fausse et ridicule la doctrine des jours critiques.

Nous ajouterons que, pour vérifier cette doctrine, il faut savoir rechercher les évacuations critiques ; si on ne prend note que des épistaxis, des sueurs ou des abcès, on laissera passer inobservés les phénomènes critiques les plus fréquents : les modifications dans la composition des urines. Dans le service de Martin-Solon, chaque malade atteint d'une affection aiguë avait sur sa tablette un verre à expérience, et les urines étaient examinées chaque jour. Sans cette précaution, la plupart des phénomènes critiques auraient passé inaperçus. Ajoutons qu'il est évident, par cette division même en période de vingt jours, contenant chacune trois septénaires, que la doctrine a été faite surtout au point de vue de la grande fièvre continue, la fièvre typhoïde, et que, pour apprécier sa valeur, il faut la vérifier dans chacune des espèces morbides.

A propos du début, nous avons donné les caractères qui permettent de la fixer et de séparer nettement les prodromes de la maladie elle-même ; il nous reste à préciser ce qu'on entend par *jour médical*.

Dans les maladies fébriles, à type continu, il y a chaque jour une aggravation et une rémission. Ces phases sont surtout marquées dans les fièvres, et la courbe thermométrique en rend l'existence incontestable. Le jour médical est constitué par une de ces phases ; il commence avec l'augmentation de la chaleur et se termine avec sa rémission ; tandis que le jour astronomique commence à minuit et finit à minuit.

Ainsi comprise, la doctrine des jours critiques est généralement vraie, on peut la vérifier chaque jour dans la fièvre typhoïde, dont le cours est habituellement si régulier. Nous savons tous qu'elle se termine

habituellement en vingt jours, et que souvent, dès le
14ᵉ jour ou le 17ᵉ jour, il se produit une grande rémission dans les symptômes; dans d'autres cas, elle par-
court tout ou partie de la seconde période de vingt
jours.

Pendant mon internat chez Martin-Solon, j'ai démontré, par un travail clinique basé sur 40 observations, que la pneumonie, quand elle avait une heureuse
issue, présentait, à un des jours critiques, une modification dans la composition des urines.

b. *Convalescence.* — La convalescence est la phase
qui sépare la maladie de la santé, comme les prodromes
séparent la santé de la maladie. Elle commence quand
le cycle de la maladie est terminé; aussi les phénomènes
morbides qui subsistent encore pendant quelque temps
n'ont plus ni évolution, ni durée déterminées. Le concours des symptômes est rompu : nouvelle analogie
entre la convalescence et les prodromes.

La convalescence est une époque de réparation. L'ap-
pétit est très-vif, les digestions rapides, le sommeil
prolongé; les malades se sentent heureux de vivre,
aussi les forces et l'embonpoint reviennent rapidement.

Bouchut a eu le tort d'appeler la convalescence une
chloro-anémie. La chlorose est une maladie, une espèce
morbide, et non une phase commune à toutes les maladies.

Les convalescences exigent de grandes précautions
hygiéniques, car la santé est fort chancelante; c'est la
période où les *récidives* sont à craindre, et pendant laquelle on observe quelquefois l'apparition de nouvelles
maladies.

c. *Accidents consécutifs, difformités et infirmités.* — On

donne ce nom à des symptômes ou à des lésions qui apparaissent ou qui continuent pendant la convalescence; les premiers guérissent, mais les seconds subsistent toute la vie.

La chute des cheveux après la fièvre typhoïde, le point de côté après la pleurésie sont des phénomènes consécutifs.

Les taies de la cornée après les ophthalmies scrofuleuses, la claudication après la coxalgie, constituent des difformités.

Les phénomènes consécutifs peuvent se diviser en immédiats et éloignés; les premiers ont habituellement une physionomie spéciale, qui permet de les rattacher presque à coup sûr à la maladie dont ils dépendent : ainsi la chute des cheveux, dans les fièvres typhoïdes, le point de côté après la pleurésie ou le zona. Les autres ont beaucoup moins ce caractère, ils ont perdu, pour ainsi dire, la marque de fabrique : ainsi la claudication après les maladies de la hanche, etc., etc.

B. *Terminaison par une autre maladie.* — Dans ce mode de terminaison on voit apparaître quelquefois, dans le cours même de la maladie, mais le plus souvent dans la période de déclin, ou même pendant la convalescence, les premiers symptômes d'une maladie nouvelle.

Ce n'est point une maladie quelconque, qui apparaît ainsi comme terminaison d'une autre maladie, mais l'observation nous a enseigné qu'à chaque espèce morbide correspondaient un certain nombre de maladies qui pouvaient se développer à son occasion. Ainsi, la scrofule et toutes ses affections à propos de la rougeole, le choléra à propos de la fièvre typhoïde, les affections du cœur à propos d'une pneumonie ou d'une pleurésie, l'albuminurie à propos de la scarlatine, la folie à propos des fièvres accompagnées de délire, etc., etc.

J.-P. Tessier expliquait cette terminaison par une autre maladie, à l'aide de la théorie de l'*accident commun*. Il faisait remarquer avec juste raison qu'entre la maladie primitive et la maladie secondaire, existait une affection commune aux deux maladies. C'est l'*accident commun*, le pont qui sert de passage de l'une à l'autre. Ainsi, la bronchite de la rougeole sert de pont à la bronchite de la phthisie, ou à celle de la coqueluche. La diarrhée de la fièvre typhoïde est l'accident commun qui mène à la diarrhée cholérique. La congestion rénale, dans la scarlatine, est l'accident commun avec la maladie de Bright, etc., etc.

C. *Terminaison par la mort.* — La mort peut survenir à toutes les périodes des maladies : dès le début, dans certaines maladies à marche rapide, foudroyante, comme on dit ; exemple, le choléra, la fièvre typhoïde, et les fièvres éruptives dans leurs formes malignes. Mais elle arrive le plus souvent dans la période d'état, alors que les phénomènes morbides ont atteint leur plus haut degré d'acuité.

Elle arrive enfin pendant la période de déclin, et moins pendant la convalescence. Elle est due alors à des accidents morbides, c'est-à-dire à des affections qui, bien qu'habituelles à la maladie, revêtent dans ce cas une intensité inaccoutumée. Ainsi, la mort par perforations intestinales dans la période de déclin de la fièvre typhoïde, ou celle par œdème de la glotte, à la suite d'ulcération et de nécrose du larynx. La mort par syncope ou par paralysie progressive dans la convalescence de la diphthérie, et celle par entérite dans la convalescence de la fièvre typhoïde.

Quoique le mécanisme de la mort ne soit pas toujours facile à analyser, on peut néanmoins ramener les genres de mort à deux types principaux : la mort par syncope et la mort par asphyxie.

a. *Mort par syncope.* — Elle est subite ou progressive. La première constitue la *mort subite* : elle a lieu par la brusque cessation des fonctions du cœur : rupture du cœur ou des gros vaisseaux; oblitération de l'artère pulmonaire; affection de la moelle allongée; hémorrhagies foudroyantes, arrêt du cœur, telles sont les causes habituelles de ce genre de mort. Le mécanisme en est facile à comprendre. Dans tous les cas, le sang artériel cesse d'arriver aux organes, d'où la suppression de toutes les fonctions, de celles du cerveau d'abord. Le malade perd subitement connaissance; il pâlit affreusement; le pouls est supprimé, la respiration suspendue; les muscles sont souvent pris de convulsions, remplacées rapidement par une résolution complète, et la mort est définitive.

Dans la mort par syncope progressive, on observe les mêmes phénomènes, seulement ils se succèdent plus lentement et souvent avec des oscillations. Le malade se sent extrêmement faible; la vue se trouble, les oreilles sifflent; le pouls est très-petit, sans résistance, quelquefois ralenti, d'autres fois plus fréquent; les extrémités se refroidissent; souvent les malades sont couverts de sueurs froides. C'est ce qu'on appelle, en séméiotique, l'*état lipothymique;* la connaissance est habituellement conservée, et la respiration libre. Dans certaines maladies, cette syncope lente s'unit à un certain degré d'asphyxie; alors on observe une teinte légèrement violacée des extrémités, une respiration troublée et une anxiété qui n'existent pas dans la syncope

pure. Cet état se prolonge quelquefois plusieurs jours
avec des alternatives de mieux et de pire, puis la syncope devient complète, et les malades succombent. Les
hémorrhagies, les affections du cœur, les fièvres, la péritonite, la pleurésie offrent souvent ce genre de mort.

   b. *Mort par asphyxie.* — L'asphyxie est plus ou moins
rapide. Elle est essentiellement constituée par le défaut
d'oxydation du sang et par l'abord à tous les organes
d'un sang impropre à entretenir la vie. L'occlusion
plus ou moins complète des voies respiratoires supé-
rieures, l'obstruction des bronches par des liquides
pathologiques, la destruction et la compression du
poumon, la cessation des phénomènes mécaniques
de la respiration par paralysies, sont les principales
causes de la mort par asphyxie. Le mécanisme, nous
l'avons dit, consiste dans l'apport à tous les organes
d'un sang non oxygéné et impropre à entretenir les
fonctions. C'est à ce genre de mort qu'on a donné le
nom d'*agonie* (combat). La respiration est accélérée et
difficile. Le plus souvent les liquides qui remplissent
les grosses bronches et la trachée donnent lieu au phénomène du *râle* des mourants. La connaissance s'ob-
scurcit et se perd ; la sensibilité et le mouvement diminuent progressivement et finissent par disparaître.
Cependant le pouls, contrairement à l'étymologie du
mot *asphyxie* (sans pouls), continue à battre, la chaleur
se conserve et souvent augmente progressivement jusqu'à la mort. La face et les extrémités deviennent vio-
lacées, la pupille s'immobilise et se dilate. L'aspect du
malade est très-pénible pour les assistants; l'anxiété
extrême du mourant, le râle trachéal, quelquefois
entrecoupé de gémissements, le facies décomposé et
hideux, cette mort, qui semble imminente et n'arrive

pas; ce combat sans espoir, et qui semble si pénible pour le malade, est un spectacle douloureux. Enfin, la respiration se ralentit; elle se suspend pour reprendre; puis, après quelques soupirs plus bruyants que les autres, elle s'arrête définitivement, et la mort est complète.

Nous le répétons, dans certaines maladies, les phénomènes de la syncope et ceux de l'asphyxie se mélangent en proportions diverses, et produisent des troubles très-variés.

c. *Des signes de la mort.* — La cessation apparente du pouls et de la respiration, l'immobilité et l'insensibilité ne constituent pas des signes certains de la mort. M. Bouchut a réuni les signes à l'aide desquels on peut distinguer la mort réelle de la *mort apparente.* Nous citerons les principaux : la disparition du pouls, et la cessation prolongée des battements du cœur à l'auscultation; la dilatation des pupilles consécutive à une constriction des plus prononcées ; la décoloration du réseau capillaire de la choroïde; la disposition de la papille du nerf optique, qui cesse de trancher sur le fond rouge de la choroïde, et qui devient grise comme la rétine, et qu'on peut apprécier avec l'ophthalmoscope.

§ II. — *Du type intermittent.* — Ce type est propre à une seule espèce morbide, la fièvre intermittente; il est caractérisé par l'apparition à époque régulière et rapprochée, de symptômes semblables ayant une durée sensiblement la même, et séparée par des intervalles pendant lesquels ces symptômes disparaissent complétement. Il y a donc deux périodes dans ce type : celle pendant laquelle les symptômes apparaissent, et l'autre pendant laquelle ils restent silencieux. La première période a reçu le nom d'*accès*, la seconde celui d'*apyrexie*, ou d'*intermission*.

Dans la fièvre intermittente régulière, chaque accès présente l'image d'une maladie complète en raccourci. Prodrome de l'accès, douleurs vagues et malaise; début, frissons et vomissements; période d'état, chaleur; déclin et fin, sueurs profuses.

Le type intermittent présente plusieurs variétés qui ont été étudiées avec un soin extrême. Ces variétés sont :

Le type *quotidien*, le type *tierce*, le type *quarte*, et très-exceptionnellement un type à apyrexie plus longue encore, quinquane, sextane, septane et octane.

1° Le *type quotidien* est caractérisé par le retour d'un accès chaque jour. Le *quotidien* double présente deux accès le même jour.

2° Le *type tierce* présente un accès tous les deux jours, et séparé par un jour d'apyrexie. Ce type présente deux autres sous-divisions :

a. Le type double-tierce dans lequel le malade présente un accès chaque jour, mais de manière que tous les deux jours un accès se ressemble : c'est l'union des deux fièvres tierces, l'une *a* revenant les jours impairs, par exemple, l'autre *b* les jours pairs.

b. Le type tierce redouble. Il y a deux accès le même jour, et un jour d'apyrexie.

3° Le *type quarte*. Les accès reviennent tous les quatre jours, et sont séparés par deux jours d'apyrexie.

Le type quarte présente les mêmes variétés que le type tierce.

a. Double-quarte. Sur cinq jours il y a quatre jours

de fièvre et un jour d'apyrexie. Ce sont deux fièvres quartes qui se succèdent. La fièvre *a* le premier et le quatrième jour; la fièvre *b* le deuxième et le cinquième, en sorte que l'apyrexie n'existe que le troisième jour.

b. Le type quarte doublé présente deux accès tous les quatre jours, séparés par une apyrexie de deux jours, comme la fièvre quarte ordinaire.

Les *triples-tierces* et les *triples-quartes* n'ont peut-être jamais été observées.

Il y a encore plusieurs variétés à signaler.

Les types *devançants* sont ceux dont les accès avancent chaque jour; les types *retardants* sont, au contraire, ceux dont les accès retardent chaque jour.

Le type *subintrant* est un type devançant dont les accès augmentent en même temps de longueur, en sorte qu'il arrive bientôt qu'un accès nouveau commence avant que l'autre soit terminé, la longueur de l'apyrexie diminue à chaque accès et finit par disparaître; ce type est propre aux fièvres pernicieuses.

§ III. — *Type rémittent.* — Le type rémittent est caractérisé par des accès quotidiens, revenant à la même heure, constaté par les mêmes symptômes, mais ne présentaut pas une apyrexie complète entre les accès. Le mouvement fébrile diminue considérablement, mais ne cesse jamais pendant la période de mieux qui a reçu le nom de *rémission.*

Le type rémittent se distingue des types subintrants parce que les accès ne devancent pas et débutent toujours à peu près à la même heure.

Le type rémittent est fréquent dans les fièvres intermittentes, et il a une grande tendance à se changer en type quotidien, puis tierce, puis quarte, à mesure que la fièvre se prolonge. Le type rémittent peut exister dans d'autres maladies, dans la fièvre typhoïde, dans la diathèse purulente par exemple.

ARTICLE II. *Des phases dans les maladies quand la marche est chronique.* Les allures des maladies chroniques sont complètement différentes de celles des maladies aiguës. Les prodromes sont beaucoup plus longs et habituellement fort obscurs, le début presque toujours insensible.

Il n'y a point, dans les maladies chroniques, une période d'*augment*, une période d'*état*, une période de *déclin*, comparable à ce qu'on observe dans les maladies à marche aiguë. Sans doute la maladie augmente, puis diminue quand elle doit guérir; mais ces différents changements ne constituent pas des périodes utiles à distinguer pour la pratique. Nous devons signaler deux phases propres aux maladies chroniques : c'est l'*état stationnaire*; et la période ultime, celle de *cachexie*. Ces différentes dénominations ont une grande importance en nosographie, et il importe d'en faire saisir la signification.

Dans les maladies à marche aiguë, la *période d'état* est celle où tous les symptômes ont atteint leur apogée et qui, après une durée de quelques jours, doit se terminer par la période du déclin ou par la mort. L'*état stationnaire* des maladies chroniques est tout autre. C'est plutôt une période d'arrêt, période qui peut se prolonger des années ou même devenir définitive. Ainsi, dans l'*ataxie locomotrice*, dans la *folie de forme commune*, dans toutes les névroses, on observe souvent un arrêt complet de la maladie; les symptômes ne diminuent, ni n'augmentent, et pendant des années les malades restent à peu près au même point.

La dernière période des maladies chroniques a reçu

le nom de *cachexie :* cachexie cancéreuse et scrofuleuse, syphilitique, goutteuse, etc. ; les névroses, l'hystérie entre autres, présentent quelquefois une véritable période cachectique.

La cachexie est caractérisée dans les maladies chroniques par la tendance aux hémorrhagies, à l'hydropisie et à la gangrène et par conséquent par un abaissement profond de la vie végétative. C'est la période de la fièvre hectique, des évacuations colliquatives, du marasme, de la perte complète des forces, de la multiplication et de la reproduction des produits morbides : cancer, tubercules. A cette période l'incurabilité est complète, et la thérapeutique palliative est la seule qui soit indiquée.

Il ne faut pas confondre l'état cachectique dans les maladies avec la classe des *maladies cachectiques* dont nous avons donné les caractères en nosologie.

La marche des maladies chroniques présente quatre types principaux : *marche continue, marche périodique progressive, marche périodique régulière* et *périodique irrégulière.*

§ I. *La marche continue* est caractérisée par une succession non interrompue des symptômes, jusqu'à la mort, à la guérison ou à l'état stationnaire du malade. Cette marche n'est jamais absolument continue ; elle présente des rémissions et des aggravations ; elle n'a reçu le nom de continue que par comparaison avec les maladies à marche périodique ; la phthisie, le cancer, le diabète, les maladies de Bright affectent habituellement le type continu.

§ II. *Marche périodique progressive.* — Elle est propre aux maladies chroniques et n'a point d'analogue dans les maladies aiguës; elle est constituée par la succession d'affections de plus en plus graves qui se succèdent à périodes éloignées pendant toute la vie des malades ou jusqu'à la guérison de la maladie. La syphilis de forme commune (chancre induré) avec ses trois périodes est le type de cette marche, que l'on retrouve bien marquée dans la scrofule et dans la goutte.

§ III. *Marche périodique régulière.* — Elle correspond au type intermittent des maladies aiguës; elle est caractérisée par le retour à époque fixe mais éloignée d'affections semblables. La folie, l'épilepsie et la plupart des névroses peuvent affecter ce type.

Nous trouvons très-important au point de vue de la clarté de la langue nosographique, de réserver l'expression d'*intermittentes* pour les maladies aiguës et celle de *périodique* pour les maladies chroniques.

§ IV. *Marche périodique irrégulière.* — Elle est caractérisée par le retour à époques éloignées et irrégulières d'affections semblables. Ce type est celui que l'on observe le plus fréquemment dans les névroses.

Attaques et accès. — Il est nécessaire de fixer le sens de ces deux mots, attaques et accès, employés souvent indifféremment l'un pour l'autre au grand détriment de la clarté des descriptions.

Attaque, insultus, est un mot qui sert à désigner, dans les maladies chroniques, le retour, à périodes régulières ou irrégulières, d'affections semblables; exemple: attaques d'épilepsie, d'hystérie, d'asthme, de goutte, etc.

Le mot *accès* varie de signification suivant qu'on l'applique aux maladies aiguës ou aux maladies chroniques. Dans le premier cas, il a le même sens que le mot attaque; il sert à désigner le retour du mouvement fébrile dans la fièvre intermittente : accès quotidien, tierce, etc.

Quand il s'applique à des maladies chroniques, le mot accès sert à désigner les affections semblables, qui se répètent à des intervalles très-rapprochés et par leur réunion constituent une attaque. Ainsi, une attaque d'épilepsie peut se composer de plusieurs accès répétés dans la même journée et séparés par de courts intervalles, tandis que les attaques sont ordinairement séparées par un intervalle de plusieurs semaines ou de plusieurs mois ; de même plusieurs accès d'hystérie, d'asthme, de goutte, composent une attaque d'hystérie, d'asthme, de goutte, etc.

ARTICLE III. *Marches anormales.* — 1° *Marche latente des maladies.* — On observe des cas particuliers de maladies à marche chronique qui se manifestent par des symptômes si peu apparents qu'elles ont reçu le nom de *maladies latentes ;* ce sont des cancers internes, des tumeurs scrofuleuses, qui le plus ordinairement restent ainsi latents pendant leurs premières périodes. Ce silence des symptômes au début d'affection grave tient à ce qu'elle siége sur des parties peu sensibles et qui ne sont point nécessaires à l'exercice des fonctions dont le trouble constitue les symptômes. La marche très-lente et même l'état stationnaire de ces tumeurs est une condition nécessaire pour qu'elles restent latentes. Certaines tumeurs du cerveau, situées dans les grands centres de substance blanche, des tumeurs du médiastin, des anévrysmes, restent latents pendant une partie de leur existence.

2° *Des maladies larvées.* — Il ne faut pas confondre avec les maladies latentes les *maladies larvées.* Cette expres-

sion ne s'applique guère qu'aux fièvres intermittentes.
Quand elles se montrent sous l'aspect de névralgies
apyrétiques ou de névroses, revenant en suivant les types
réguliers des fièvres intermittentes, ces maladies sont
dites *larvées*, parce que naissant dans les mêmes conditions
miasmatiques que les fièvres intermittentes, guérissant
par les mêmes agents thérapeutiques, étant soumises à
la même marche, elles sont très-probablement de même
nature, et que cependant elles ne sont pas accompagnées de fièvre.

Trousseau a mis à la mode le mot *fruste* emprunté
à la numismatique pour désigner des cas dans lesquels
la maladie ne se développe pas entièrement et ne présente qu'une image fort incomplète des symptômes qui
les caractérisent habituellement : les fièvres éruptives
sans éruptions, l'ataxie locomotrice limitée aux douleurs
fulgurantes, sont des exemples des maladies frustes.
Nous n'acceptons pas cette dénomination, parce que les
cas qu'elles visent sont beaucoup mieux désignés sous
le nom de *forme bénigne* dans les maladies.

SECTION III. — *Des changements dans la marche
des maladies.*

Les anciens et en particulier les Hippocratistes, toujours
préoccupés de la marche des maladies, ont poussé jusqu'à la minutie l'étude des changements qui surviennent
dans le cours habituel des maladies. C'est ainsi qu'ils
ont désigné par des mots particuliers des changements
qui au fond ne sont le plus souvent que des complications ou même de simples évolutions de la maladie,
ce sont les *Epigénèses*, les *Métaptotes*, les *Métastases* et les
Diadoches. Les deux dernières expressions seules sont

restées usitées. Nous allons néanmoins donner la signification des deux autres, afin de faciliter la lecture des
auteurs.

1° On appelait *Epigénèse* (greffé sur) les changements
surajoutés à la maladie, quand ces changements
étaient le résultat d'une cause externe. Exemple,
un aliment indigeste produit chez un typhoïde
une péritonite ou une perforation ; un cataplasme appliqué sur un phlegmon donne lieu à un eczéma ; une
bandelette de diachylon à un érysipèle, *épigénèse ;* nous
disons, nous, *complication*, parce que c'est une nouvelle
maladie qui se développe sous l'influence de cette cause
externe, et non pas un changement dans la marche de
la première maladie.

2° On appelait *métaptote* un changement qui ne pouvait être attribué à aucune cause externe ; le chancre se
transforme sur place en plaque muqueuse; les symptômes
de l'asthme sont remplacés par de la flatulence, *métaptote;*
nous disons, nous, simple évolution de la maladie, parce
que ces changements, loin d'être accidentels, rentrent
dans la marche naturelle de la maladie.

3° *Métastase.* C'est un changement en mal caractérisé par le transport d'une affection d'un point sur un
autre. Ce mot a une signification clinique qui doit être
conservée, et une signification théorique habituellement
fausse, et qui varie avec les doctrines médicales.

En clinique, les métastases sont incontestables, et elles
ont une grande importance pratique. Ainsi les oreillons
remplacés par l'orchite ou l'ovarite, le rhumatisme articulaire remplacé par l'endocardite ou la méningite ;
l'hépatisation pulmonaire de la pneumonie disparaissant
pour faire place à l'inflammation des méninges. Ce sont
là des changements manifestes et véritablement accidentels qui troublent la marche régulière des maladies. Il y

a ici disparition, ou au moins diminution considérable
des affections normales, si on peut ainsi parler, et apparition d'une affection beaucoup plus grave, et qui
n'est pas ordinaire à la maladie dont elle vient boule-
verser le cours. Le mot de métastase a donc une signification précise et doit être conservé.

L'humorisme ancien, qui a créé le mot métastase, lui
a donné le sens de transport matériel de l'humeur peccante d'un point à un autre. C'était l'humeur goutteuse
qui se transportait sur le cerveau ou sur le cœur et
donnait lieu à l'apoplexie ou à l'endocardite métasta-
tique de la goutte. C'est sous l'empire de cette doctrine
surannée qu'on a donné le nom d'*abcès métastatiques* aux
collections purulentes trouvées dans les viscères des
malades qui succombent à la diathèse purulente traumatique ou puerpérale.

Cette théorie humoriste, dont on s'est tant moqué, est
revenue au pinacle avec la théorie fantaisiste de l'embolie capillaire.

Nous croyons que les métastases sont le produit de
la maladie elle-même ; c'est une évolution anormale,
mais c'est une évolution qui n'a pas d'autre cause que
le génie même de la maladie; elle fait ses métastases
comme elle fait ses symptômes. J'ajoute que nous n'en
connaissons pas le mécanisme. L'embolie capillaire,
pour ne parler que de la plus récente théorie, n'explique
ni les grandes collections purulentes des séreuses dans
la diathèse purulente, ni la méningite du rhumatisme,
ni même l'orchite remplaçant l'oreillon.

4° *Diadoche* ou *diadoque*. C'est à bien dire une métastase heureuse, une métastase dans laquelle l'affection
nouvelle est beaucoup plus bénigne que l'affection
qu'elle remplace, soit par sa nature, soit par le lieu affecté *a nobiliori ad vilius*. C'est l'attaque de goutte ou

d'hémorrhoïde remplaçant l'endocardite, c'est l'arthrite rhumatismale ou l'affection cutanée remplaçant la méningite. Les théoriciens modernes ont oublié de nous donner une explication ingénieuse de la diadoche.

Section IV. — *Des complications.*

On donne ce nom à une affection *accidentelle*, survenant dans le cours d'une maladie. Nous disons accidentelle parce que sans cela nous confondrions les complications avec les affections qui tiennent à l'évolution même de la maladie. Exemple : l'arthrite et l'ophthalmie dans la blennorrhagie, la pneumonie dans la coqueluche, la perforation dans la fièvre typhoïde sont des complications.

Section V. — *Rechute.*

On appelle rechute le retour de la maladie pendant la convalescence. Dans la rechute, la maladie ne recommence pas et n'évolue pas du début à la fin, ce sont seulement des symptômes plus ou moins graves qui reparaissent alors que la convalescence était commencée. La rechute est habituellement amenée par une cause externe évidente.

Section VI. — *Récidive.*

C'est le retour de la maladie après la convalescence. Dans la récidive, le cycle morbide se reproduit tout entier. Il y a des maladies qui ne récidivent pas, ou qui au moins récidivent rarement et sont bien moins graves à leur seconde apparition. Exemple : la fièvre typhoïde. les fièvres éruptives, la coqueluche, etc. D'autres maladies récidivent, fréquemment chez certains individus.

Exemple : les rhumatismes articulaires, la pneumonie, le rhume, l'érysipèle, etc. Enfin beaucoup de maladies sont *indifférentes* au point de vue de la récidive, c'est-à-dire qu'elles *peuvent* se représenter plusieurs fois dans la vie d'un individu, ou ne jamais récidiver. Exemple la diphthérie, la dysentérie, la pleurésie, etc., etc.

SECTION VII. — *Méthode pour interroger les malades.*

C'est un grand art que de savoir bien interroger un malade ; la sûreté et la rapidité du diagnostic en dependent. Ajoutons que la considération, et par suite l'autorité du médecin sont jusqu'à un certain point attachées à la manière d'interroger. Quand les assistants voient un médecin se noyer dans les détails d'un interrogatoire sans ordre et sans méthode, demander des choses qui n'ont aucun rapport avec la maladie actuelle, retomber dans des questions déjà faites, ils le jugent inintelligent et ignorant. Si, au contraire, les questions s'enchaînent et se succèdent sans hésitation, si les réponses du malade en font ressortir toute l'opportunité, si le diagnostic s'en dégage peu à peu et finit par en jaillir éclatant, incontestable, l'autorité du médecin et la confiance en son savoir sont désormais assurées.

Les méthodes pour interroger les malades varient avec les doctrines pathologiques.

Les hippocratistes recherchent principalement l'existence des symptômes qui peuvent leur servir à prévoir la suite et l'issue des maladies. Les organiciens s'occupent de constater les lésions ; les homœopathes purs recherchent les symptômes qui doivent servir à fixer le choix du médicament ; les uns et les autres négligent le diagnostic de l'espèce morbide et se privent ainsi de ce qui peut seul donner aux symptômes et aux lésions leur véritable signification.

Nous n'exposerons point en détail toutes les méthodes qui ont été données pour interroger les malades. Aujourd'hui que la doctrine de l'essentialité des maladies est généralement reçue, la méthode qui consiste à rechercher l'espèce morbide est seule usitée. Nous voulons néanmoins dire un mot de la méthode organicienne, inventée par Louis, patronisée par Chomel, et que l'on a essayé de nous imposer il y a une trentaine d'années.

Dans cette méthode, on interrogeait toutes les fonctions et on examinait tous les organes du malade, de la tête aux pieds. Cette méthode avait plusieurs inconvénients; elle était longue, fatigante et ennuyeuse pour le malade, mais surtout très-propre à égarer le véritable diagnostic, au milieu d'une quantité prodigieuse de détails inutiles. Ici la couleur des cheveux et des yeux, l'existence des cors aux pieds, les conditions étiologiques les plus insignifiantes étaient placées sur le même rang que le mouvement fébrile, et l'existence de crachats rouillés chez un malade atteint de pneumonie. Le bon sens médical a depuis longtemps fait justice de cette méthode prétendue exacte.

Tout l'art d'interroger les malades consiste à se faire le plus promptement possible une idée sur la maladie existante et à vérifier cette idée par des questions subséquentes. Une fois que le médecin s'est fait une idée de la maladie, il doit suivre cette voie comme un chasseur suit une piste, abandonnant ou au contraire suivant cette idée première à mesure que les réponses du malade viennent confirmer ou infirmer son exactitude.

Souvent, le seul aspect du malade fait naître dans l'esprit d'un médecin exercé l'idée de la maladie; idée bien vite vérifiée par deux ou trois questions. Voici une

femme d'une quarantaine d'années présentant un teint
jaunâtre, bouffi, ce teint s'accompagne d'une faiblesse et
d'un essoufflement visible. Plusieurs idées se présentent
aussitôt à l'esprit du médecin. Cette femme peut être atteinte d'un cancer, de pertes sanguines répétées, d'une
affection du cœur, d'une albuminurie; une simple
question sur l'existence d'hémorrhagies antécédentes, la
présence ou l'absence de l'œdème interpalpébral; l'application de l'oreille sur la région du cœur fixera immédiatement la direction que doit prendre l'interrogatoire.

Si la maladie n'est pas pour ainsi dire écrite sur la
physionomie du malade, voici comment il convient de
procéder à l'interrogatoire : *Depuis combien de temps êtes-
vous malade? Où souffrez-vous?* La réponse à ces deux
questions établit si la maladie est aiguë ou chronique,
en même temps qu'elle précise le siége de la lésion; elle
suffit habituellement à fixer le sens dans lequel doit être
continué l'interrogatoire.

La troisième question a pour but de préciser le
mode de début : *Comment votre maladie a-t-elle commencé?* Le mode de début est en effet caractéristique et
sert à éliminer un certain nombre de maladies. A ce
moment il est souvent nécessaire d'interroger les circonstances étiologiques. *Quel âge avez-vous? Quelle est
votre profession? A quoi attribuez-vous la cause de votre maladie?* Les autres questions sont alors dictées par la
connaissance exacte que le médecin possède sur la
nosographie et par l'idée que ces questions préliminaires ont fait naître dans son esprit. A ce moment le
médecin fait un vrai diagnostic différentiel, et sans
perdre son temps à des questions oiseuses ou indiscrètes,
sans se noyer dans les détails, il doit marcher droit au
but en recherchant les symptômes caractéristiques de
chaque maladie. S'il hésite entre une fièvre typhoïde ou

une pneumonie, il doit rechercher les taches lenticulaires, faire l'examen des crachats et de la langue,
ausculter le malade afin d'arriver de suite au diagnostic.
Si le malade présente des signes communs à la maladie
de Bright, aux affections du cœur ou au cancer, l'analyse des urines, l'auscultation, la palpation ou le toucher fixeront immédiatement le diagnostic.

L'espèce morbide une fois reconnue, il s'agit de préciser la forme, la variété et la période à laquelle est
arrivée la maladie, de rechercher les circonstances particulières propres au cas individuel, de constater l'existence ou l'absence des complications. Il faut ensuite
s'informer avec soin des moyens qui ont déjà été tentés
pour la guérison du malade. Cet ordre de renseignements est utile pour le pronostic et pour le traitement
qu'on a soi-même à prescrire.

On l'a déjà compris, ce mode interrogatoire ne
peut être pratiqué qu'à la condition de connaître la
nosographie tout entière. Pour rechercher les symptômes principaux des maladies, il faut connaître l'histoire des maladies. Aussi les élèves, bien qu'ils doivent
s'exercer à interroger les malades, ne doivent pas
s'étonner s'ils sont souvent arrêtés dès les premiers pas
quand le malade est atteint d'une affection qu'ils ne
connaissent pas encore suffisamment. La méthode organicienne n'exige pas, pour son application, une connaissance aussi complète de pathologie, mais elle ne
conduit pas aussi sûrement et surtout aussi vite le
médecin instruit au diagnostic. Quant au médecin incomplet, elle le laisse dans le doute et dans l'ignorance
du diagnostic vrai ; car, il faut bien se le rappeler, on
ne *reconnaît* que ce que l'on *connaît* déjà. Pour reconnaître, pour diagnostiquer une maladie, il faut posséder
une connaissance suffisante de sa description.

Les anciens avaient divisé en trois catégories les sources d'erreur du diagnostic : *error ab ægrotantibus, error ab assistantibus, error a medico.*

Les erreurs du médecin proviennent, soit de son ignorance de la pathologie, soit de son défaut de méthode, soit de sa légèreté; il lui est donc toujours possible de détruire cette source d'erreur.

Les erreurs provenant des assistants, dépendent habituellement de l'idée préconçue qu'ils se sont faite de la maladie. Ils ne remarquent et ne signalent au médecin que les symptômes qui cadrent avec leurs préjugés. S'ils pensent que la maladie est légère, ou au contraire qu'elle est grave, ils rapportent sans hésiter que le malade a passé une bonne ou une mauvaise nuit, que la fièvre était forte ou faible; ils voient, en un mot, tous les phénomènes à travers le prisme de leur imagination. Aussi le médecin doit se tenir en garde contre les impressions des assistants et n'accepter les renseignements qu'ils fournissent que sous bénéfice d'un examen contradictoire et très-approfondi.

Le médecin doit aussi empêcher les assistants de se mêler de l'interrogatoire du malade, de répondre pour lui et d'interrompre le médecin dans ses recherches, pour lui communiquer les idées prétendues lumineuses qui naissent dans leur cerveau au courant de l'examen.

Les erreurs provenant du malade tiennent aussi à l'idée qu'il se fait de sa maladie, d'autres viennent de son peu de précision ou de son inintelligence. C'est pourquoi il faut faire au malade des questions extrêmement précises et insister jusqu'à ce qu'on ait obtenu une réponse également précise. Il ne faut jamais lui permettre de diriger lui-même l'interrogatoire, en devançant les demandes par la description spontanée de ses souffrances, qui le plus souvent dégénère en une

véritable divagation. S'il y a une question qu'un médecin expérimenté ne fera jamais, c'est celle-ci : *Qu'avez-
vous?* Cette question, en effet, ouvrirait immédiatement
la porte aux théories les plus surannées, et la plupart
des malades ne manquent pas de répondre à cette question imprudente : J'ai une grande inflammation, ou,
c'est la bile, ou le sang, ou les nerfs ; et, une fois que le
malade a enfourché ce *dada*, il est difficile de l'en faire
descendre, pour le ramener au terre à terre des questions positives.

CHAPITRE VII.

DU SYMPTÔME.

§ I. *Définition.* — Le symptôme est un trouble fonctionnel lié à l'existence d'une maladie et recevant de
cette maladie un caractère, une empreinte spéciale.

Ce mot vient de σύν, avec, et de πίπτω, je tombe. Cette
étymologie exprime bien l'idée que le symptôme est intimement lié à l'existence de la maladie; c'est ce qui arrive en même temps que la maladie.

Les symptômes constituent le tableau, l'image extérieure de la maladie; c'est ce qui paraît au dehors.
Tandis que les lésions sont les altérations morbides qui
habituellement ne sont constatées que par l'autopsie.
De là cette comparaison des anciens pathologistes qui
appelaient les symptômes les branches et les feuilles,
les lésions les racines, tandis que la maladie était l'ar-
bre tout entier. Le symptôme est nécessairement lié à
la maladie; d'où l'expression de Galien : le symptôme suit
la maladie comme l'ombre suit le corps.

Non-seulement le symptôme est lié à une maladie,
mais encore il reçoit de cette maladie un caractère in-
délébile, un cachet spécial qui permet de reconnaître
à quelle maladie il appartient. Autre est le vomissement
du choléra, celui du cancer, celui des affections cérébrales, celui de l'indigestion ; autre est la diarrhée de la
fièvre typhoïde, celle du choléra, celle de la dysentérie,

celle de l'entérite ; autre est le mouvement fébrile, dans la pneumonie, dans la pleurésie, dans les fièvres éruptives, etc., etc.

C'est là le caractère important du symptôme, c'est celui qui permet de l'utiliser pour reconnaître les maladies et de le convertir en *signe*.

a *Du phénomène*. — Le symptôme est un trouble fonctionnel lié à l'existence d'une maladie, il diffère donc du *phénomène* qui a une signification beaucoup plus large. Le phénomène est ce *qui apparaît*. Employé sans épithète il s'applique à la physiologie. Lorsqu'on veut en faire le synonyme de symptôme ou de lésion, il faut y ajouter une épithète et dire *phénomène morbide*.

b. *Du signe*. — Le mot *signe* n'est point synonyme de symptôme. Le signe en effet est le produit d'une opération intellectuelle, c'est une interprétation donnée à un symptôme ou à une lésion ou à d'autres circonstances apparentes et qui permet d'affirmer l'existence de ce qui ne paraît pas. Le signe est l'instrument de la démonstration de ce qui n'est ni visible, ni tangible en pathologie ; que cet invisible soit présent ou futur. N'est-ce pas le signe en effet qui permet d'affirmer l'existence de l'espèce morbide ? Or, l'espèce morbide n'étant pas une substance, un être, mais seulement un mode, un état, n'est ni tangible ni visible. Le signe permet aussi d'affirmer ce qui n'est pas encore, et de prévoir les phases que doit parcourir la maladie. Or ce qui n'est pas encore n'est ni visible, ni tangible. Le signe est donc bien l'instrument de la démonstration des choses invisibles en pathologie. L'un est le *signe diagnostique*, il permet de reconnaître la maladie ; l'autre est le *signe pronostique* qui fait prévoir son issue.

Il y a donc une différence radicale entre le symptôme

et le signe. Le symptôme est ce qui paraît : il est perçu par tout le monde, aussi bien par le médecin que par l'infirmier ; le signe est une opération intellectuelle permise au médecin seul.

Non-seulement les signes ne sont pas la même chose que les symptômes, mais il y a beaucoup de signes qui ne sont pas des symptômes transformés. Les causes, l'action thérapeutique, l'issue de la maladie deviennent des signes pour le médecin ; ainsi l'existence constatée d'une influence héréditaire, la démonstration de la propriété contagieuse d'une maladie, sa curabilité ou son incurabilité, l'action favorable et défavorable d'un médicament sont des signes de diagnostic. L'absence ou la présence d'une influence héréditaire scrofuleuse chez un malade qui a une toux suspecte, pèse d'un certain poids dans le diagnostic de la phthisie ; la propriété inoculable d'un ulcère en démontre la nature syphilitique ; la curabilité d'une tumeur est un signe qu'elle n'était point cancéreuse ; l'action heureuse ou nulle du sulfate de quinine ou du mercure dans un état pathologique douteux est un signe de l'existence ou de la non-existence de la fièvre intermittente ou de la syphilis.

c. *Distinction du symptôme et de la maladie.* — Le symptôme est différent de la maladie puisqu'il n'est qu'une partie de la maladie. Cependant on a longtemps confondu le symptôme avec la maladie, et cette confusion se fait encore de nos jours. Les progrès de la nosographie feront disparaître de plus en plus cette confusion regrettable, et à mesure que les espèces morbides seront mieux connues, les symptômes trouveront leur place naturelle dans l'histoire de ces espèces et ne seront plus décrits comme des maladies à part. Ainsi, depuis la connaissance de l'*ataxie locomotrice* et des *scléroses* en *plaques*, le symptôme *paraplégie* a disparu du cadre nosologique pour rentrer dans celui de la séméiotique.

Une erreur encore très-répandue aujourd'hui est l'ignorance de la méthode propre à la description des symptômes et la confusion entre la méthode nosographique et la méthode séméiotique. Beaucoup de traités de médecine moderne décrivent les symptômes en suivant la méthode que nous avons donnée pour la description des maladies ; ils décrivent successivement la cause, les lésions, le traitement d'un symptôme. Or un symptôme n'a pas d'autre cause que la maladie qu'il représente, il peut coïncider avec des lésions qui sont au même titre que lui des produits morbides ; le symptôme peut être la source d'une indication thérapeutique, mais il n'a ni lésion propre, ni traitement spécial. Nous exposerons dans un instant la *méthode séméiotique*.

§ II. *Classification des symptômes.* — Galien a divisé les symptômes en trois grandes classes :

Actiones læsæ. Troubles des fonctions.

Vitia excretorum. Vices des excrétions.

Qualitatum externarum corruptiones. Qu'il faut traduire: altérations que présentent les qualités sensibles du corps et des organes.

Cette classification est encore aujourd'hui la plus parfaite. « Dans le premier ordre (*actiones læsæ*) se trouvent compris tous les troubles fonctionnels, tels sont les vomissements, la dypsnée, les palpitations, la céphalalgie, le délire, etc. Sous le deuxième titre (*vitia excretorum*) viennent se ranger toutes les déviations du type normal que présentent les excrétions intestinales, bronchiques, rénales, etc. Dans cette section trouvent place naturel-

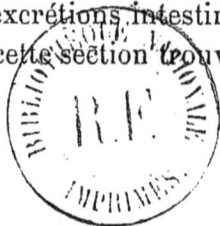

Jousset. 7

lement la symptomatologie des urines, celle des sueurs, des fèces, des crachats, etc., etc.

Le troisième ordre enfin (*qualitatum externarum corruptiones*) comprend toutes les altérations que présentent les qualités sensibles du corps et des organes ; les changements appréciables par les sens survenus dans la couleur, la température, la consistance, le volume, la fermeté, la souplesse, la sonorité, l'élasticité... Il est facile de voir que l'auscultation, la percussion, la palpation ne sont que des modes d'investigation appliqués à saisir quelques-uns de ces changements.

« Les cadres de la symptomatologie sont dessinés par Galien avec une richesse de plan qui satisfait largement à tous les besoins de la science. Une preuve frappante de la valeur de cette classification, c'est la facilité avec laquelle non-seulement elle résume la symptomatologie acquise du temps de son auteur, mais encore elle indique les lacunes à combler, et accueille les travaux postérieurs. Seize siècles d'avance, la place est préparée aux découvertes d'Avenbrugger, de Laënnec, de Bright. Rien n'est changé par ces travaux à l'ordre du programme de Galien. C'est tout simplement réponse donnée à quelques-unes de ces questions. »

Indépendamment de cette grande classification nous avons à signaler des subdivisions faites à d'autres points de vue : *symptômes généraux* et *symptômes locaux, symptômes objectifs* et *subjectifs, symptômes principaux, accessoires* et *pathognomoniques*. Quant aux symptômes *latents* admis par certains auteurs, c'est un non-sens, un symptôme étant ce *qui paraît* ne peut être latent.

Les *symptômes généraux* sont constitués par les troubles des fonctions générales; la circulation, la température, l'innervation et les *symptômes locaux* sont ceux qui résultent du trouble d'une fonction particulière : symptômes de la respiration, de la digestion, des fonctions rénales, etc.

Les expressions de *subjectif* et d'*objectif* appliquées aux symptômes nous viennent d'Allemagne. Les symptômes subjectifs sont ceux qui sont perçus exclusivement par le *sujet*, comme la douleur, l'angoisse, l'inappétence, la soif, etc., etc. Les symptômes *objectifs* sont ceux qui peuvent être perçus par les personnes qui entourent le malade : les changements dans la forme, la couleur, la consistance, etc., etc.

Les symptômes *principaux* et *accessoires* se définissent d'eux-mêmes. On appelle symptômes *pathognomoniques* ceux qui n'existent que dans une seule maladie : les crachats rouillés de la pneumonie, les taches lenticulaires dans la fièvre typhoïde.

§ III. *Association des symptômes entre eux ou syndromes.* — Il y a un certain nombre de symptômes que l'on rencontre toujours réunis, et qui forment des groupes naturels désignés dans la tradition par des noms particuliers. Ces associations des symptômes ont reçu le nom de *syndromes.* De ces groupes de symptômes, les uns sont naturels, sont acceptés par tous les médecins et doivent être conservés; les autres sont artificiels, et répondent à des hypothèses physiologiques variables avec les écoles : tels sont l'*état bilieux*, l'*état adynamique*, etc., etc.

Nous citerons parmi les principaux syndromes naturels : le *mouvement fébrile*, l'*aliénation*, le *choléra*, la *malignité*, la *cachexie*.

Le *mouvement fébrile* est habituellement constitué par trois symptômes : l'augmentation de la chaleur, la fréquence du pouls, et le malaise. L'élévation de la température est le seul symptôme essentiel; le malaise manque dans certaines fièvres hectiques; la fréquence du pouls peut manquer dans la méningite de la base.

L'*aliénation* se compose aussi de trois symptômes : l'idée délirante, l'hallucination, et l'impulsion. Dans certaines variétés d'aliénation un seul symptôme existe, l'*impulsion*.

Le *syndrome choléra* est commun au choléra morbus, au choléra asiatique, aux empoisonnements et à l'indigestion. Il est caractérisé par l'existence simultanée des vomissements et des évacuations alvines.

La *malignité* est un état caractérisé par le désaccord des symptômes, la déroute des forces végétatives, par conséquent un danger de mort imminent, et souvent une apparente bénignité.

C'est cet état qui constitue les *formes malignes* dans les maladies à formes insidieuses, que Tissot a caractérisées en disant que « la malignité est un chien qui mord sans aboyer. » Dans la suette, par exemple, le malade a sa connaissance complète, le pouls est bon, les urines naturelles, seulement le malade a eu un ou deux vomissements, un sentiment d'angoisse et de défaillance; puis, tout à coup, l'état lipothymique se prononce, et le malade meurt subitement après quelques heures de maladie.

Dans la forme maligne de la scarlatine, j'ai vu des malades avec le pouls à peine sensible et une chaleur brûlante de la peau; un désaccord analogue des symptômes s'observe dans toutes les formes malignes : ainsi la sécheresse de la langue et l'absence de soif dans la fièvre typhoïde et les pneumonies graves; des forces musculaires encore considérables, et l'absence de pouls dans le choléra, etc., etc.

L'*état cachectique* est constitué par l'association des

symptômes suivants : marasme extrême, fièvre hectique, évacuations colliquatives, tendances à l'hydropisie, aux oblitérations veineuses, à la gangrène et à la formation du muguet. Cet état plus ou moins complet s'observe dans toutes les maladies chroniques et en constitue la période ultime.

§ IV. *De la méthode séméiotique.* — Les symptômes doivent être décrits suivant une méthode particulière, entièrement différente de celle qui est employée pour la description des maladies.

Les symptômes une fois définis par la fonction troublée, on doit étudier sa *pathogénie*, c'est-à-dire rechercher, à l'aide des connaissances physiologiques, à établir d'une manière exacte le mécanisme de ce symptôme. Exemple : la connaissance des fonctions des nerfs pneumogastrique, spinal et phrénique nous donne l'explication des différentes espèces de dyspnée, de la toux, de l'aphonie, du désordre dans les battements du cœur. C'est à l'aide de la physiologie du cerveau et de la moelle que nous avons le mécanisme du ralentissement du pouls et de la respiration dans la méningite de la base; des paralysies et des convulsions qui accompagnent les affections cérébrales; de l'incoordination des mouvements et des douleurs fulgurantes dans l'ataxie; la connaissance des nerfs vaso-moteurs et de leurs fonctions nous donne l'explication des troubles de la circulation capillaire, etc., etc.

L'erreur généralement répandue aujourd'hui, est celle qui consiste à croire que la physiologie peut nous donner l'explication, nous faire connaître la nature des maladies; elle ne nous donne que l'explication des symptômes. Ainsi, la lésion des bandelettes latérales des cordons postérieurs de la moelle nous donne bien

l'explication de l'incoordination des mouvements dans
l'ataxie, et l'altération des racines postérieures l'explication des douleurs fulgurantes. Mais ces lésions ne
nous donnent pas l'explication de la maladie *ataxie.*
Pourquoi dans cette maladie la sclérose se localise-t-elle
sur les bandelettes latérales au lieu d'occuper les fais-
ceaux de Goll, par exemple ; les racines postérieures au
lieu des racines antérieures ? pourquoi ne se dissémine-
t-elle pas comme dans la *sclérose en plaque ?* La physio-
gie est impuissante à nous expliquer non-seulement la
localisation de la lésion, mais la marche si lente, mais
les temps d'arrêt si prolongés de la maladie ; il ne faut
demander à la physiologie que ce qu'elle peut donner,
c'est-à-dire l'explication du symptôme, puisque le symptôme n'est qu'un trouble de la fonction ; mais l'association du symptôme et de la lésion, mais l'évolution et la
marche de la maladie, appartiennent à l'ordre pathologique, et ne peuvent s'expliquer par la physiologie.

La *médecine physiologique*, aussi bien avant qu'après
Broussais, est donc une erreur radicale.

Après avoir fait aussi complètement que le permet
l'état de la science la pathogénie du symptôme, il faut
établir ses *variétés* naturelles, parce que c'est par l'analyse du symptôme et sur les variétés que cette analyse
permet d'établir, que sont fondés le diagnostic et le pronostic. La dyspnée, la toux, les vomissements, le mouvement fébrile, le pouls, les urines, etc., etc., présentent
un grand nombre de variétés, et chacune de ces variétés appartient à une maladie différente. Autre est la
dyspnée de l'asthme, autre est la dyspnée des affections
du cœur, autre est celle de la phthisie, de la pleurésie,
de la pneumonie, de la bronchite, des affections du larynx, du cerveau et de l'abdomen. Tous les autres
symptômes présentent des variétés analogues, et la sé-

méiotique doit établir avec le plus grand soin les nuances souvent bien délicates qui séparent ces catégories, puisque l'art du diagnostic repose entièrement sur une analyse précise et complète du symptôme.

Quand les variétés de symptômes ont été décrites, on transforme chacune d'elles en *signes diagnostique* et *pronostique*, puis on recherche quelles *indications* elles fournissent à la *thérapeutique*.

Les *signes diagnostiques* sont ceux qui servent à faire reconnaître la maladie. Ils reposent sur cette vérité de premier ordre, que chaque symptôme reçoit de la maladie un cachet, une empreinte spéciale. C'est ce caractère particulier du symptôme qui sert à établir les différentes variétés du symptôme; aussi, une fois ce travail bien fait, il n'est pas difficile de transformer le symptôme en signe, et de saisir sa véritable valeur diagnostique.

Le *signe pronostique* est celui qui sert à prévoir l'issue de la maladie. Cette issue étant heureuse ou malheureuse, il y a donc des signes pronostiques heureux et d'autres fâcheux. C'est encore une étude bien faite des variétés du symptôme, qui permet au médecin de prévoir l'issue favorable ou funeste de la maladie qu'il observe. Cette partie de la séméiotique est surtout utile au médecin, car sa responsabilité repose presque en entier sur la valeur de son pronostic. Aussi cette partie de l'art a été extrêmement étudiée, et déjà Hippocrate avait réuni un grand nombre de signes pronostiques qui peuvent encore être utilisés aujourd'hui. Nous l'avons déjà dit, le pronostic se tire des connaissances que nous possédons sur la marche naturelle des maladies, et ce pronostic général s'appuie nécessairement sur le diagnostic, dont il n'est qu'une conséquence. Ainsi, nous savons que la phthisie, le cancer; parmi les ma-

ladies chroniques, les formes malignes, dans les maladies aiguës, se terminent habituellement par la mort.
D'un autre côté, nous savons aussi qu'un grand nombre de malades guérissent toujours. Dans ces cas le
pronostic général ressort donc tout naturellement du
diagnostic.

Le *pronostic particulier* est beaucoup plus délicat, il
doit faire préciser, dans les maladies qui ne sont ni nécessairement incurables, ni fatalement mortelles, l'issue
du cas particulier, et mieux encore, dans combien de
temps on peut espérer la guérison ou redouter la mort.
Les signes pronostiques dans ce cas se tirent principalement de l'état des forces, de l'état du pouls, du degré
de chaleur, du facies, de l'intégrité et du trouble de la
respiration. L'étude régulièrement suivie des variations de la température est un des meilleurs signes
pour le pronostic particulier, et on peut dire que la
thermométrie rend, dans ce cas, un grand service au
médecin.

Indication thérapeutique. — La thérapeutique puise ses
indications dans l'examen et l'analyse des symptômes;
mais nous renvoyons au chapitre de la thérapeutique
pour l'étude si difficile et si complexe de cette question.

§ V. *Application de la méthode séméiotique à l'étude du
vomissement.* — Les auteurs modernes de pathologie
générale ne se bornent pas à l'exposé de la séméiotique
générale; mais ils traitent plus ou moins incomplètement
de la séméiotique particulière. Nous avons dit dans
notre préface pourquoi nous ne suivrions pas ces errements. Notre chapitre du symptôme se trouve donc
naturellement terminé ici. Néanmoins, nous attachons

une si grande importance à la connaissance bien exacte de la méthode séméiotique, que nous croyons devoir donner un exemple très-abrégé de son application à un symptôme en particulier. Nous pensons que ce sera le moyen de résumer ce qui précède et de faire comprendre ce qui serait resté obscur dans notre exposition. Nous appliquerons la méthode séméiotique à l'étude du vomissement.

Définition. — Le vomissement est un symptôme qui consiste dans l'expulsion violente par la bouche de matières contenues dans l'estomac et même dans l'intestin. Il est habituellement précédé de nausées, accompagné de malaise et suivi ou non d'évacuations alvines.

Mécanisme. — Le vomissement est un acte réflexe ; cet acte exige pour sa production trois conditions : relâchement du cardia, contraction des fibres propres de l'estomac, contraction des muscles de l'abdomen.

Les physiologistes ont longtemps débattu la question de savoir si le vomissement était produit par la contraction des fibres musculaires de l'estomac ou par l'action des muscles abdominaux. L'expérimentation a démontré que ces deux puissances concouraient à l'acte du vomissement. Voici comment se succèdent les phénomènes : le diaphragme et le thorax s'immobilisent dans l'inspiration, le pylore et le cardia se ferment ; l'estomac est fortement pressé par la contraction énergique des muscles abdominaux ; le cardia s'ouvre alors tout à coup et les matières sont projetées violemment par l'œsophage et par la bouche et le nez ; la glotte est fermée pendant le vomissement.

Le vomissement présente cinq variétés principales : vomissements *alimentaire, aqueux, bilieux, sanguin, fécaloïde.* La présence ou l'absence des nausées, du malaise et des évacuations alvines, l'association ou la succession des matières vomies, l'existence habituelle ou accidentelle des vomissements, permettent de multiplier beaucoup ces variétés.

TRANSFORMATION DU VOMISSEMENT EN SIGNE DIAGNOSTIQUE.

I. — *Vomissement alimentaire.*

1° Le vomissement alimentaire précédé de nausées et suivi de diarrhée est un signe d'*indigestion*.

2° Le vomissement alimentaire, puis bilieux, précédé de nausées avec constipation, est commun au début de beaucoup de maladies aiguës, de la *pneumonie* en particulier.

3° Le vomissement alimentaire sans nausées ne se rencontre guère que dans l'*hystérie* et quelquefois dans la *grossesse*.

4° Le vomissement alimentaire très-abondant, habituel, avec choix des aliments vomis, souvent sans nausées, et survenant longtemps après le repas, est un signe du *cancer du pylore*.

II.— *Vomissement aqueux.*

1° Le vomissement aqueux avec diarrhée est un signe de *choléra* et de certains *empoisonnements*.

2° Aqueux, sans selles, est le signe d'une *affection vermineuse;* se rencontre encore dans l'hystérie et la grossesse.

III. — *Vomissement bilieux.*

1° Vomissement bilieux avec nausées et hoquets, constipation opiniâtre, est le signe de la *péritonite* et de l'*étranglement commençant*.

2° Vomissement bilieux persistant, avec constipation opiniâtre, sans nausées, est le signe d'une *affection cérébrale* et souvent de la *méningite*.

3° Vomissement bilieux passager, avec constipation moins opiniâtre, s'observe au début des *maladies aiguës*.

IV. — *Vomissement de sang*.

C'est quelquefois une hémorrhagie supplémentaire des règles ; mais le plus souvent c'est un signe de l'*ulcère simple* de l'estomac ou du *cancer*.

Dans les maladies aiguës, c'est le signe de la forme hémorrhagique : variole, scarlatine, etc., etc.

V. — *Vomissement fécaloïde*.

C'est toujours le signe d'un obstacle au cours des matières fécales, que cet obstacle tienne à un étranglement mécanique ou à une paralysie inflammatoire du canal intestinal.

Nous avons beaucoup abrégé cet exposé du symptôme vomissement. Mais nous pensons que la charpente et le mécanisme de la méthode séméiotique n'en seront que plus apparents et par conséquent mieux retenus.

CHAPITRE VIII.

DE LA LÉSION.

§ I. *Définition.* — La lésion est une altération organique.

Il y a deux espèces de lésions : celles qui sont liées à l'existence d'une maladie ; ce sont les *lésions morbides*, et celles qui sont *primitives*, et qui constituent, sous le nom de traumatismes, une classe de maladies chirurgicales.

A. *La lésion morbide.* — La lésion morbide est une altération organique ; elle est toujours liée à l'existence d'une maladie. Elle constitue avec le symptôme le *fructus morborum*, la *matière* de la maladie. Ses rapports avec la maladie sont les mêmes que ceux des symptômes ; et, à ce point de vue, les lésions ne constituent qu'une catégorie de symptômes. Ce sont les symptômes anatomiques comme les symptômes sont les lésions fonctionnelles ; d'où le nom d'*anatomie pathologique* donné à la science qui s'occupe de l'étude des lésions.

Comme les symptômes, les lésions reçoivent de la maladie un cachet particulier, un caractère spécial qui permet de remonter de la lésion à la maladie et d'en faire un signe. L'altération intestinale diffère dans la fièvre typhoïde, dans l'entérite, dans la scrofule, dans le cancer et dans les empoisonnements. Cette altération est donc, suivant les caractères qu'elle présente, signe de la fièvre typhoïde, de l'entérite, de la tuberculose ou d'un empoisonnement.

B. *La lésion primitive ou traumatique.* — En dehors de ces lésions liées à leurs maladies, de ces *lésions morbides*, il y a des *lésions primitives :* les fractures, les luxations, les plaies, les brûlures. Ces lésions constituent les maladies de *causes externes*, les *maladies chirurgicales*. Ces lésions n'empruntent point à la maladie un caractère spécial, mais elles reçoivent un caractère de la cause externe qui les produit. Ainsi, autre est une fracture par une cause directe et une fracture par cause indirecte, une fracture par contracture musculaire et une fracture par arme à feu. Les plaies diffèrent suivant qu'elles sont produites par instrument tranchant, piquant ou contondant; les brûlures par eau bouillante, par le fer rouge ne se ressemblent pas; et celles par les différents caustiques présentent toutes des caractères différents. En sorte que comme les *lésions morbides* deviennent signes de maladie, les *lésions primitives* deviennent signes de la cause qui les a produites.

§ II. *Du rôle de la lésion dans les maladies.* — Ce qui précède répond à cette question du rôle de la lésion. La lésion primitive est cause de l'évolution morbide qui la suit. Ces lésions sont réellement causes de cette catégorie de maladies désignées sous le nom de maladies chirurgicales. La lésion morbide, au contraire, est l'effet de la maladie dans laquelle on l'observe. C'est, comme nous l'avons dit, un fruit de la maladie, un produit morbide.

Mais cette opinion a été contestée et par l'école hippocratiste et par l'école organicienne, qui toutes les deux, à un point de vue différent, font de la lésion la cause de la maladie. Il est donc nécessaire d'examiner et de réfuter cette interprétation de la lésion.

A. *Du rôle de la lésion dans l'école organicienne.* — Les organiciens, qui par Boerhaave et Morgagni, remontent à Galien, confondent la maladie et la lésion. La lésion est en effet pour eux la *cause prochaine* de la maladie. Comme le prouve le titre même de l'ouvrage de Morgagni, ce livre, qui est un traité d'anatomie pathologique, est intitulé : « *De sedibus et causis morborum.* » Or, sous le nom de causes, l'auteur ne décrit pas autre chose que des lésions.

D'une autre part, la cause prochaine des maladies n'a jamais été bien distinguée de la maladie elle-même par l'école organicienne. Chomel, en particulier, enseigne que c'est une seule et même chose. Il en résulte que pour les organiciens les trois termes : lésion, cause prochaine et maladie, sont synonymes.

B. *Du rôle de la lésion dans l'école hippocratiste.* — Les hippocratistes modernes considèrent les lésions comme la cause occasionnelle de la maladie. La maladie n'est rien autre chose qu'une réaction de la nature contre une lésion. Sans la lésion, il n'y aurait pas de maladie. La lésion est donc la cause de la maladie.

Examen et réfutation de ces théories. — Ces deux opinions ont eu sur la médecine une influence considérable et opposée. Les hippocratistes ont négligé l'étude des lésions, auxquelles ils attachaient peu d'importance, et les organiciens ont réduit toute la médecine à l'étude de l'anatomie pathologique.

Mais examinons la valeur de ces opinions.

a. *Solution organicienne.* — La lésion et la maladie sont identiques.

1° La seule considération de ce fait qu'il existe dans la science deux noms distincts, *lésion* et *maladie*, porte logiquement à conclure que les choses qu'ils expriment doivent être distinctes. Car en science il n'existe pas de véritable synonymie, et si *lésion* et *maladie* exprimaient absolument la même chose, il faudrait supprimer l'un des deux mots.

2° Pour arriver à confondre la lésion et la maladie, les organiciens ont commencé par affirmer que la lésion et la cause prochaine étaient identiques ; puis que la cause prochaine et la maladie n'étaient qu'une seule et même chose. Or ces deux propositions sont fausses ; c'est ce que nous allons démontrer.

Première proposition. La lésion et la cause prochaine sont identiques. — Nous démontrerons en étiologie que dans la tradition on a entendu par cause prochaine de la maladie la cause véritable, la cause productrice de la maladie, et que, comme cette cause tient à la nature même de l'être, elle nous est totalement inconnue. Aussi se trouve-t-elle représentée dans la tradition par les théories les plus multipliées et les plus contradictoires : altérations d'humeurs véritables et d'humeurs hypothétiques comme l'atrabile, désaccord des forces vitales, colère de l'archée, réactions fantaisistes de la vie, altérations chimiques, etc., etc. Or, la lésion est une chose positive, définie, nullement hypothétique et parfaitement distincte et indépendante de toutes les théories médicales. Donc, la lésion et la cause prochaine diffèrent radicalement.

Les termes mêmes de *lésion, produits morbides,* qui expriment un effet plutôt qu'une cause, sont en contradiction formelle avec la solution organicienne.

Seconde proposition. La cause prochaine et la maladie

sont identiques. — L'impossibilité de connaître la cause prochaine a conduit les organiciens à enseigner que la cause prochaine n'était pas autre chose que l'essence même de la maladie. Or, l'essence d'une chose et cette chose ne peuvent se distinguer. Donc, la cause prochaine et la maladie sont identiques.

Cette proposition repose sur un véritable sophisme. En effet, de ce qu'on ne peut pas arriver à connaître la nature d'une cause, il n'est pas permis de supprimer cette cause en la confondant avec son effet. Il n'est pas possible de soutenir que les maladies n'ont point une cause, et il est absurde de dire que cette cause est la même chose que la maladie ; que la cause et l'effet sont identiques.

Nous concluons donc que les deux propositions sur lesquelles reposent la confusion de la maladie et de la lésion sont fausses.

b. *Solution hippocratiste.* — La lésion est la cause de la maladie ; exemple : soit une fracture ou une plaie. Cette lésion est la cause d'un travail qui a pour but la réparation du désordre causé par la fracture ou par la plaie.

Point de doute que sans la fracture il n'y aurait point de cal ; que le cal ne soit une bonne chose, la réparation du désordre causé par la lésion. Mais une fracture est-elle une lésion dans le sens qu'on donne à ce mot en anatomie pathologique ; et la comparaison entre la succession des phénomènes qui constituent le cal et une maladie est-elle légitime? C'est ce dont je doute.

Nous avons dit en commençant qu'il y avait deux classes de lésions : les lésions primitives ou traumatiques, causes des maladies chirurgicales, et les lésions morbides proprement dites, qui sont toujours liées à l'existence d'une maladie. Or, si on veut appliquer à ce dernier genre de lésions le raisonnement qui précède, on en démontre par cela même toute l'absurdité. Les tubercules sont-ils la cause de la phthisie, et la phthisie n'est-elle qu'un travail salutaire comparable à l'évolution du cal? Alors pourquoi la nature reproduit-elle sans cesse le tubercule, et pourquoi tous ses efforts concluent-ils au ramollissement de ce produit morbide, c'est-à-dire à une évolution si habituellement mortelle? De même pour le cancer, pour le pus et pour toutes les lésions véritables.

La doctrine hippocratiste, qui ne repose que sur des métaphores et sur des comparaisons illégitimes, doit être repoussée comme la doctrine organicienne. La lésion n'est pas la cause de la maladie; elle en est l'effet, le produit.

§ III. *Du rapport de la lésion et du symptôme.*—La lésion est-elle la cause des symptômes, comme le prétendent les organiciens? Posée en ces termes, cette proposition est fausse. L'ulcération des plaques de Peyer n'est pas plus la cause des symptômes de la fièvre typhoïde que l'éruption de la variole n'est la cause du mouvement fébrile qui la précède de quatre jours. Mais chaque lésion est la cause de symptômes particuliers; l'hépatisation est la cause du râle crépitant et du souffle; l'épanchement pleurétique, la cause de la matité; la déchirure, le ramollissement d'une partie de l'encéphale, cause de paralysie, etc., etc. Dans ce sens précis et limité, les symptômes sont bien *le cri* de l'organe souffrant, comme le disait Broussais, et le signe de la lésion. Ainsi, telle variété d'hémiplégie permet de reconnaître, d'une manière presque mathématique, le point de l'encéphale qui est lésé. Le râle crépitant est

Jousset.   8

le signe de l'hépatisation pulmonaire; la matité, celui de l'épanchement pleurétique, etc., etc.

Il est bien vrai qu'il y a des lésions *latentes;* des tumeurs du cerveau et des anévrysmes qui ne se révèlent par aucun symptôme; que, d'un autre côté, il y a des symptômes sans aucunes lésions définies; les symptômes d'aliénation, d'hystérie, d'épilepsie, ce qui contredit l'opinion organicienne, qui veut qu'il y ait toujours un rapport de cause à effet entre les lésions et les symptômes. Ce qui contredit encore plus cette opinion, c'est que dans les maladies caractérisées par l'existence simultanée de symptômes et de lésions, il est impossible de constater un rapport de cause à effet entre l'ensemble des lésions et l'ensemble des symptômes.

Est-ce que l'hépatisation du poumon et l'excès de fibrine dans le sang expliquent l'ensemble des symptômes de la pneumonie? L'étendue de la lésion n'est même pas toujours en rapport avec l'intensité des symptômes, puisqu'on voit des hépatisations très-restreintes avec des symptômes très-intenses, et réciproquement. Est-ce que l'hypertrophie de la rate est en rapport avec les symptômes de la fièvre intermittente, ou l'altération des plaques de Peyer avec ceux de la fièvre typhoïde?

En résumé, la prétention d'établir un rapport rigoureux de cause à effet entre les lésions et les symptômes revient à l'opinion organicienne déjà réfutée plus haut, qui consiste à enseigner que la lésion est la cause de la maladie. Il est donc inutile d'insister plus longuement sur une question que nous avons déjà longuement examinée.

Concluons donc que les lésions sont comme les symptômes des produits de la maladie, et que si les premiers peuvent dans certaines limites être la cause des seconds, ils restent les uns et les autres sous l'empire de la maladie qui leur imprime son cachet, sa marque de fabrique.

§ IV. *Du rapport des lésions avec les maladies.* — Les lésions, comme les symptômes, empruntent aux maladies leurs caractères propres.

Les organiciens ont essayé de nier cette loi d'anatomie pathologique en enseignant que les lésions variaient avec les tissus, que la différence des tissus expliquait la différence des lésions.

L'opinion organicienne n'est pas soutenable pour le cancer, le tubercule, le pus et les produits morbides, qui sont identiquement les mêmes dans quelques points du corps qu'ils se développent. L'encéphaloïde des os ressemble à celui du sein, et celui du sein ressemble à celui de l'utérus ou des testicules. La granulation tuberculeuse est identique à elle-même dans tous les tissus. L'identité de certains produits morbides est donc sous la dépendance des maladies dans lesquelles ils se montrent, et non pas sous celle des tissus dans lesquels ils se développent.

Mais pour d'autres lésions, pour l'inflammation en particulier, l'influence des tissus est considérable. Ainsi, l'inflammation des séreuses diffère de l'inflammation des muqueuses, et celle-ci diffère de l'inflammation de la peau ou du tissu cellulaire. Néanmoins, si on examine la question à fond, on ne tarde pas à voir que toutes les inflammations des séreuses ne sont pas identiques à elles-mêmes, et que ces différences sont sous l'influence manifeste des maladies ; de même pour les inflammations des muqueuses et pour celle de la peau. Pour démontrer cette vérité, il suffit de rappeler toutes les inflammations que peut présenter le fond du pharynx

dans les angines; par exemple : angines érythéma-
teuses, ulcéreuses, pseudo-membraneuses; et les inflammations de la peau ne diffèrent-elles pas dans
l'érysipèle, la rougeole, la scarlatine, la variole, l'ec-
thyma, etc., etc.

Concluons donc que les lésions, même dans les tissus
différents, restent sous l'influence de la maladie qui les
produit, et lui empruntent leurs caractères propres.

§ V. *La lésion convertie en signe.* — Ainsi, les lésions
comme les symptômes peuvent être transformés en
signes, et servent au diagnostic et au pronostic de la
maladie.

a. Les *signes diagnostique*, tirés des lésions, ont une
grande valeur. Ainsi, après la succession de symptômes
quelquefois très-obscurs, si l'autopsie vient à révéler
la présence d'ulcérations des plaques de Peyer, le diagnostic devient aussitôt positif. De même, si, au début
d'une affection encore douteuse, l'auscultation permet
de constater l'existence du vrai râle crépitant et du
souffle, signe certain de l'hépatisation pulmonaire, le
diagnostic de la pneumonie devient facile.

C'est à l'oblitération de la veine d'un membre que
Trousseau reconnut la nature cancéreuse de l'affection
de l'estomac, qui devait le tuer quelques mois plus tard.
C'est souvent à l'autopsie, c'est-à-dire lors de la consta-
tation des lésions, que le diagnostic se rectifie et acquiert
toute sa précision.

b. Les lésions peuvent aussi servir au *pronostic*. Ainsi,
l'apparition de gangrène, de phlébite, d'œdème, de
muguet, etc., etc., constitue des signes très-certains
de la terminaison fâcheuse des maladies.

Les lésions sont donc une source importante de signes diagnostiques et pronostiques.

c. *La lésion indication thérapeutique.* — Les lésions sont en outre la source la plus féconde des *indications thérapeutiques chirurgicales :* l'opération de la hernie, de l'anévrysme, la réduction des luxations repose aussi bien sur la connaissance de la lésion que sur l'anatomie normale. Quelle question de chirurgie pratique est plus importante que celle de savoir si on doit ou non opérer une tumeur suspecte? Qu'est-ce qui tranche la question de nature de cette tumeur, et décide le chirurgien, si ce n'est la connaissance de la lésion?

§ VI. *Mécanisme de la mort. Genre de mort.* — L'anatomie pathologique, avant d'étudier les lésions en particulier, doit rechercher le mécanisme de la mort dans les maladies et les lésions qui sont le résultat même de ce genre de mort. Il existe en effet un certain nombre de lésions qui sont en rapport direct avec le mécanisme de la mort, et qu'il faut distinguer avec soin des lésions propres à la maladie.

Bichat admettait trois genres de mort : la mort par le cœur, la mort par le poumon, et la mort par le cerveau; mais une analyse plus rigoureuse des phénomènes de la mort permet de ramener ces trois genres à deux, et de supprimer la mort par le cerveau. La cessation de l'action cérébrale, en effet, amène toujours la mort, soit par l'arrêt du cœur, soit par la suppression des fonctions pulmonaires, c'est-à-dire la mort par syncope, ou celle par asphyxie.

Le travail de Bichat a été fait au point de vue de la mort accidentelle. L'étude du genre de mort dans les maladies est beaucoup plus complexe. Aussi trouverons-nous dans cette étude beaucoup de points encore obscurs et incertains.

A. *Mort par le cœur ou par syncope.* — On observe quelquefois la mort par syncope rapide, après des hémorrhagies foudroyantes, des ruptures d'anévrysmes, dans le cours de la pleurésie et des maladies du cœur, etc., etc. Les lésions sont, dans ce cas, celles qu'a décrites Bichat : vacuité du cœur gauche et des artères, réplétions des veines et du cœur droit : le cerveau et le poumon sont vides de sang. Mais le plus souvent, dans les maladies, la syncope survient lentement, et après un état lipothymique, prolongé quelquefois pendant plusieurs jours. De là une certaine congestion du poumon ou du cerveau dans ces morts par syncope.

B. *Mort par asphyxie.* — On n'observe presque jamais, dans les maladies, la mort par asphyxie subite, comme dans la strangulation. L'asphyxie met des heures à se produire dans la plupart des maladies, pendant cette période ultime, qui a reçu le nom d'agonie; aussi le sang noir a-t-il eu le temps de pénétrer tous les organes. Ce sang est non-seulement noir, mais liquide, et il rougit difficilement à l'air.

C. *Mort par la cessation subite de toutes les fonctions.* — Mais indépendamment de ces deux mécanismes habituels de la mort, il y a des cas où la mort arrive subitement, comme dans la syncope, et où cependant le cadavre présente tous les signes de la mort par asphyxie, il semble que dans ces cas la mort *soit simultanée* dans tous les organes, et que le sang n'ait pas le temps de se retirer exclusivement dans le système veineux, comme après la syncope. Ce genre de mort s'observe dans les formes pernicieuses de la fièvre intermittente,

dans les formes malignes des fièvres éruptives. Le sang
reste diffluent, couleur groseille. La rate et le foie gon-
flés, ramollis comme dans l'asphyxie; le cœur gauche
plus ou moins vide, comme dans la syncope. La putréfaction de ces cadavres est extrêmement rapide.

§ VII. *De la classification des lésions.* — Les lésions
se divisent en trois grandes classes : *lésions primitives*,
lésions congénitales, *lésions morbides*.

I. *Lésions primitives.* Ce sont celles qui sont dues à une
cause externe : les *fractures*, les *parasites*, les *plaies*, les
brûlures, les *luxations*. Leur étude comprend non-seulement la description des phénomènes immédiats, mais
encore ceux de la réparation : *cal cicatrisé*, développement des *hydatides*, etc., etc.

II. Les lésions congénitales se rapportent soit à un
désordre de développement : monstruosités, bec-de-
lièvre, hernies, hypospadias, etc., soit à une maladie
intra-utérine, pied bot, claudication, atrophie musculaire, etc., etc.

III. Les lésions morbides sont celles qui sont liées
à l'existence actuelle d'une maladie. Ce sont elles qui
forment la matière habituelle de l'anatomie pathologique. Les lésions morbides se subdivisent en deux
grandes classes : *lésion des solides*, *lésion des liquides*.

A. *Lésion des solides.* Les lésions des solides sont constituées tantôt par *un produit nouveau*, tantôt par une
simple altération du tissu existant.

a. *Produits nouveaux.* Laënnec les avait divisés en
deux genres : les produits *homologues* et les produits
hétérologues.

1° Les produits homologues sont ceux qui sont analogues aux tissus physiologiques : les tissus *fibreux*,
cartilagineux, *osseux* et *adipeux*, qui se développent soit
comme cicatrice, soit comme tumeur indépendante.

2° Les produits morbides hétérologues sont ceux qui
n'ont aucune analogie avec les tissus physiologiques,
l'encéphaloïde, le tubercule, le pus.. Les produits
morbides par *dépôts :* les tophus, les athéromes, la li-
thiase, etc., etc.

L'école anatomique moderne a nié, puis admis de
nouveau l'existence des produits morbides hétérologues. Nous reviendrons sur cette question importante
après l'exposé de notre classification.

b. *Simple altération des tissus.*

1° Par cessation ou diminution de la vie : gangrène,
nécrose, ramollissements, nécrobiose, ulcération.

2° Par désordre de la circulation, l'*hyperémie* et l'*anémie*,
hémorrhagie.

3° Altération de la nutrition : hypertrophie, hyper-
plasie, sclérose; transformation amyloïde, travail, régression, atrophie.

4° *Par association de plusieurs lésions.* — Nous avons
vu en séméiotique que certains groupes de symptômes
se montraient toujours réunis, et formaient un symptôme composé, auquel les anciens avaient donné le nom
de *syndrome :* la fièvre, l'aliénation, etc. De même, en
anatomie pathologique, il y a des associations de lésions qui ne peuvent être classées dans aucune des
catégories que nous avons énumérées : ce sont l'*inflammation*, les *dilatations*, avec hypertrophie ou atrophie
des parois, les *rétrécissements*, les *anévrysmes*, les *varices*, etc., etc.

L'*inflammation* est une lésion très-complexe , qu'on

ne peut pas classer parmi les désordres de la circulation, puisqu'elle peut se développer dans des tissus dépourvus de vaisseaux, comme dans les cartilages diathrodiaux et la cornée transparente. On ne peut non plus en faire une simple lésion de nutrition, puisqu'elle s'accompagne presque toujours d'un grand trouble circulatoire, et qu'elle aboutit souvent à la formation d'un produit morbide, ou d'une autre lésion comme la gangrène et l'ulcération. C'est donc bien une lésion composée.

De plus, l'inflammation étant le mécanisme habituel de la formation des autres lésions : pus, fausses membranes, sclérose, et quelquefois produits hétérologue : cancer et tubercule, il importe, en anatomie pathologique, de placer l'étude de l'inflammation avant la description particulière des autres lésions.

B. *Altération des liquides.*

a. Altération du sang.

1° Défaut de proportion entre les éléments normaux du sang : excès ou diminution de fibrine, d'albumine, de globules, des sels du sang.

2° Eléments nouveaux introduits dans le sang ; *Empoisonnements*, multiples comme les poisons qui se retrouvent tantôt à l'état gazeux, tantôt combinés avec les éléments du sang;

Produits de putréfaction : bactérie et bactéridie.

b. Altérations de la lymphe.

c. Altération de liquides des sécrétions.

§ VIII. *Doit-on admettre les produits morbides hétérologues?* Les recherches microscopiques ont démontré que les tissus appelés hétérologues par Laënnec, étaient constitués par des *éléments* analogues à ceux qui composent les tissus sains. Le pus est composé de cellules tellement semblables aux globules blancs du sang, qu'il est impossible de distinguer ces deux éléments, et que beaucoup d'auteurs pathologistes soutiennent que le pus est formé directement par une *hémorrhagie de globules blancs*. L'*encéphaloïde* est constitué.par de grosses cellules épithéliales, et par des cellules analogues à celles de l'embryon, cellules embryo-plastiques; le tubercule est constitué par des cellules analogues à celles qui éntrent normalement dans la composition des ganglions lymphatiques. Le tissu *colloïde* n'est que la gelée de Warton, etc., etc. Les prétendus tissus hétérologues ne sont donc que des tissus homologues, puisqu'ils sont composés d'éléments analogues ou semblables à ceux du corps à l'état sain. Seulement ils n'occupent pas leur place accoutumée, ou bien ils existent à une époque de la vie à laquelle ils n'appartiennent plus. Quand les cellules épithéliales constituent une tumeur cancéreuse du cerveau, ou les cellules lymphatiques des tubercules pulmonaires et osseux, ou les globules blancs un abcès, il y a, dans ce cas, lésion par *hétérotopie*, par une sorte d'erreur de lieu, puisque les éléments histologiques n'occupent pas leur *lieu* accoutumé.

D'autres lésions sont représentées par des éléments qui normalement n'existent que chez les fœtus : cellules embryoplastiques, gelée de Warthon, c'est alors l'*hétérochronie*, l'erreur du temps.

Toute cette belle réforme fut d'abord acceptée d'enthousiasme par les esprits novateurs, mais un peu de réflexion fit bientôt comprendre à un certain nombre de médecins qu'il était impossible de confondre un cancer avec un durillon, et une masse tuberculeuse avec un ganglion lymphatique. Aussi cette difficulté a-t-elle donné lieu à l'un des chapitres les plus obscurs et les plus contradictoires de la théorie cellulaire. Virchow accepte, puis rejette tour à tour l'existence des produits hétérologues, sans pouvoir arriver à une conclusion claire et précise.

La solution de cette difficulté se trouve dans cette formule (1) : *Les éléments sont analogues, mais les tissus sont hétérologues.*

En effet, l'observation démontre qu'il n'existe point à l'état normal un tissu caractérisé par la tendance à l'ulcération indéfinie comme le tissu cancéreux, ou au ramollissement comme le tubercule, pour ne prendre que les deux principaux tissus hétérologues. Ainsi, non-seulement les caractères macroscopiques permettent d'affirmer la différence radicale des tissus hétérologues et des tissus normaux; mais les propriétés mêmes de ces tissus rendent toute confusion impossible. Il est donc bien établi qu'il se produit pendant les maladies des tissus tout à fait anormaux et différents des tissus physiologiques, et que Laënnec a eu grandement raison de les appeler hétérologues.

Quant à la difficulté tirée de l'étude histologique, qui reconnaît une analogie entre les éléments des tissus hétérologues et des tissus normaux, elle ne doit pas nous arrêter.

Les produits morbides ne sont pas des êtres nouveaux venus de dehors, ce sont des *altérations*, des *désordres* de la nutrition. L'organisme n'a point à sa disposition, pour former les tissus morbides, d'autres *éléments* que ceux qui lui servent à former et à réparer les tissus normaux. Seulement, par cela même qu'il s'agit d'un acte anormal, morbide, ces éléments sont mal élaborés

(1) Voyez mon exposé critique de la théorie cellulaire, 1869.

et associés différemment dans les tissus hétérologues et dans les tissus normaux; et c'est cette distribution incomplète, ces associations vicieuses .qui constituent l'*hétéromorphie*. Est-ce que la glycose et le sucre ne sont pas composés des mêmes éléments? Est-ce que le eharbon et le diamant n'ont par les mêmes compositions chimiques? Cependant, le savant qui confondrait la glycose et le sucre, le charbon et le diamant, mériterait de n'avoir que de la glycose pour sucrer son café et du charbon pour ornementer ses bijoux. Il en est de même pour les produits hétérologues: bien que composés des mêmes éléments que les produits normaux, ils sont néanmoins radicalement différents. La maladie a imprimé sur eux son caractère indéniable. Ce sont des produits morbides dans la force du terme.

L'école contemporaine a émietté l'anatomie pathologique et classé des éléments au lieu de classer des tissus. Virchow, son représentant le plus autorisé, après un exposé critique des classifications anciennes où l'obscurité du style se marie heureusement avec la contradiction des idées, finit par décrire les tumeurs d'après leurs caractères élémentaires. Ainsi, après plusieurs leçons sur les tumeurs formées par le sang épanché (hématôme) et sur les liquides retenus dans leurs réservoirs ou leurs canaux: hydrocèles, hygromes, kystes folliculaires, grenouillette, etc., il arrive à la classification des tumeurs *proliférantes* et admet les fibrômes, lipômes, mixômes, chondrômes, ostéômes, psammômes (sable cérébral), mélanômes, gliômes (formés par le prolifération de la névroglie), sarcômes, granulômes, qui renferment les *gommes* syphilitiques, le *lupus*, la *lèpre* des Arabes, les *syphiloïdes* (frambœsia, sibbens, bouton d'Alep, etc.), la *morve* et le *farcin*.

Ces différentes tumeurs sont subdivisées pour la plupart en *bénignes* et en *malignes* : fibrôme bénin, fibrôme malin ; mixôme bénin, mixôme malin ; chondrôme bénin, chondrôme malin, etc.

Voilà la classification qui aujourd'hui, avec plus ou moins de modifications et de perfectionnements, nous représente l'anatomie pathologique telle que les micrographes nous l'ont faite. Nous ne trouvons dans ce cadre ni le *cancer*, ni le *tubercule ;* mais en revanche vous avez la classe des *psammômes*, tumeur d'une importance pratique dérisoire, et, sous le nom nouveau et heureux de *granulômes*, une réunion de lésions appartenant aux maladies les plus disparates, la syphilis, la lèpre, la morve, la scrofule.

Concluons en encourageant les micrographes à continuer leurs études en les éclairant des grands principes de la pathologie générale. Il n'est pas possible, en effet, qu'un instrument aussi précieux que le microscope, et les efforts aussi laborieux que persévérants des micrographes soient toujours aussi stériles pour la médecine pratique, et nous espérons que les anatomo-pathologistes parviendront enfin à sortir de l'impasse où les a conduits l'organicisme allemand.

§ IX. *Du mode de formation des produits morbides.* — Il y a deux théories sur le mode de formation des produits morbides ; la théorie de J. Hunter et celle de Virchow.

La théorie de J. Hunter enseigne que tous les produits morbides commencent par les *exsudats.* Ces exsudats, appelés encore *lymphe plastique*, *blastème*, *plasma*, sont constitués par un liquide emprunté au sang et *indifférent* par lui-même, c'est-à-dire qu'il est le même pour tous les produits morbides. C'est lui qui se transforme et devient pus, cancer,

tubercules, cal, cicatrices, etc. Les humoristes modernes, et M. Andral en particulier, ont accepté cette
théorie et l'ont décorée du nom de *sécrétion morbide*.

La théorie de Virchow explique la formation des produits morbides par la *prolifération des cellules*. C'est l'*irritabilité* nutritive surexcitée qui multiplie ces cellules, car
le mot *prolifération* signifie multiplication. Ce sont surtout les cellules épithéliales et les cellules du tissu conjonctif qui servent à la généralisation des cellules nouvelles.

Comme dans la théorie de la lymphe plastique, les
premières cellules sont *indifférentes*, c'est-à-dire qu'elles
ne présentent pas de caractères spéciaux. Les éléments nouveaux qui doivent former le cancer, les tubercules, le pus, le tissu fibreux, le cal, etc., ne présentent aucune différence dans leur première période, et
il est impossible de décider par leur examen si ce sera
un produit morbide hétérologue ou homologue qui naî-
tra de ces cellules nouvelles.

C'est, on le voit, la querelle interminable des *solidistes*
et des *humoristes* transportée sur le terrain de l'anatomie
pathologique ; la première représentée par Virchow et la
théorie cellulaire, la seconde, par J. Hunter et la théorie du blastème. Comme toutes les solutions exclusives,
les deux théories sont fausses. Virchow a tort de nier
absolument l'existence du blastème ; et du reste, par
une contradiction qui est particulière à cet auteur, il
admet le blastème pour les inflammations des séreuses,
des muqueuses et de la peau. Mais les humoristes sont
dans une erreur beaucoup plus considérable quand ils
professent que les produits morbides sont le résultat
d'une *sécrétion ;* il n'y a point de sécrétion sans un organisme sécréteur, et cette explication n'est évidemment
qu'une métaphore. C'est une seconde erreur d'enseigner

que tous les produits morbides sont précédés de la formation d'un *exsudat*.

L'observation microscopique a permis de suivre jou par jour la prolifération des cellules physiologiques et leur transformation graduelle en cellules pathologiques.

Qu'enseigne l'observation sur la formation des produits morbides? Elle enseigne que les solides et les liquides coagulables, c'est-à-dire le sang et la lymphe, sont transformés en produits morbides. Virchow et son école acceptent complètement la première partie de cette formule, et aujourd'hui il est démontré expérimentalement que non-seulement les éléments épithéliaux et conjonctifs sont transformés en produits morbides, mais que tous les tissus peuvent servir à cette transformation. Le tissu musculaire, par exemple, se transforme en cancer dans les parois de l'estomac, en tubercules dans les tuniques artérielles, en pus dans les abcès, en tissu osseux autour d'une fracture.

Wirchow qui accepte la formation d'un blastème à la surface des muqueuses enflammées et la production du pus ou des fausses membranes par la transformation de ces blastèmes, a tort de nier la transformation possible du sang épanché ou encore contenu dans les vaisseaux en produits morbides. L'étude du caillot intraveineux démontre la possibilité de la transformation en cancer et en pus, et les dénégations de toute une école ne suffiraient point pour détruire un fait d'observation.

La formule proposée par J.-P. Tessier il y a plus de trente ans nous semble donc renfermer tous les faits. « Les produits morbides sont le résultat de la transformation des solides et des liquides coagulables dans l'organisme. »

§ X. *De la méthode anatomo-pathologique.* — L'anatomie

pathologique a sa méthode |propre comme la nosographie et comme la séméiotique. Cette méthode consiste à étudier, *par l'anatomie*, l'évolution des lésions.

L'excellence de la méthode, qui consiste à étudier les lésions en suivant l'ordre de l'apparition des phénomènes, n'a pas besoin d'être démontrée. Il est évident que pour connaître le tubercule il ne suffit pas de l'étudier à sa période de crudité ou de régression; mais qu'il faut le suivre depuis l'apparition de la granulation jusqu'à sa terminaison par ramollissement ou par l'état crétacé. De même pour le cancer et pour tous les produits morbides. Quelle lumière apporte à l'histoire des anévrysmes, des kystes, etc., etc., l'histoire de leur évolution !

La méthode anatomo-pathologique se compose de trois procédés : procédé anatomique proprement dit, procédé microscopique et procédé chimique.

A. *Le procédé anatomique* consiste à étudier par des dissections minutieuses, avec ou sans injection préalable, les tissus morbides et les lésions, à toutes les époques de leur développement. Jusqu'à la moitié de ce siècle, ce procédé était presque le seul employé par les anatomo-pathologistes, et c'est à lui que nous devons les beaux travaux de Morgagni, de J. Hunter, de Corvisart, de Laënnec et de Dupuytren.

B. *Le procédé microscopique* consiste dans l'étude des éléments des tissus à l'aide du microscope. Ce procédé a constitué l'histologie moderne, qui se subdivise en *histologie physiologique*, appliquée à l'étude des tissus normaux, et *histologie pathologique*, appliquée à l'étude des lésions. C'est là le second procédé de la méthode anatomo-pathologique. Ce procédé, qui n'a guère qu'un quart de siècle d'existence, est aujourd'hui extrêmement répandu ; il a produit des travaux très-multipliés, et, à côté de découvertes précieuses, il a autorisé les confusions et les erreurs les plus regrettables.

Le microscope a fait connaître d'une manière précise la forme et le volume des éléments morbides ; il a permis de reconnaître, dans le tissu nerveux en particulier, des lésions qui n'étaient pas appréciables à l'œil nu, et il a ainsi contribué puissamment à perfectionner l'étude de l'ataxie locomotrice, de l'atrophie musculaire progressive, de la sclérose et de toutes les lésions secondaires qui se rattachent à l'histoire des hémorrhagies et des tumeurs cérébrales. C'est l'histologie pathologique qui a permis de résoudre la plupart des questions relatives à la lésion rénale de la maladie de Bright, à la cirrhose du foie et à la plupart des dégénérescences.

Mais aussi que d'erreurs propagées par le microscope : la prétention de trouver la cellule spéciale du cancer ; la confusion du cancer de la peau et des tumeurs épithéliales, comme les verrues et les durillons ; l'histoire de la phthisie scindée en deux, phthisie tuberculeuse et phthisie caséeuse ; toutes les lésions expliquées par des embolies capillaires, comme autrefois elles étaient expliquées par des phlébites capillaires ; la formation du pus expliquée par une hémorrhagie des globubles blancs, etc., etc.

Ces erreurs étaient inévitables ; l'enthousiasme des novateurs, les illusions inhérentes à des procédés encore bien jeunes, et par-dessus tout le défaut de connaissances suffisantes en pathologie, sont la cause de ces erreurs. Ces causes tendent à disparaître de jour en jour, et le microscope restera un procédé très-précieux pour les études d'anatomie pathologique.

Jousset. 9

C. Le *procédé chimique* n'a guère été appliqué jusqu'à ce jour qu'aux analogues des altérations des liquides et au diagnostic d'un petit nombre de lésions, la dégénérescence amyloïde par exemple. La *chimie pathologique* a rendu les plus grands services dans l'étude des altérations du sang et dans celle des altérations des urines. L'état relativement peu avancé de la chimie organique n'a pas encore permis de l'appliquer d'une manière générale à l'étude des produits morbides.

CHAPITRE IX.

Ce mot a un sens mal défini dans la tradition, et il occupe à peine quelques lignes dans les *Traités de pathologie générale*. Il doit cependant être conservé, car il est indispensable pour désigner les localisations morbides, *locus affectus*.

Beaucoup d'auteurs emploient le mot *affection* (παθος), comme synonyme de maladie : maladies ou affections aiguës, maladies ou affections tuberculeuse, cancéreuse, typhoïde, etc., etc.

D'autres fois le mot affection exprime une idée plus générale : il est synonyme du mot *souffrance* et s'applique à la fois à la maladie, aux symptômes, aux lésions et même aux infirmités et aux monstruosités.

M. Bouchut conserve dans sa pathologie le mot affection, mais il lui donne un sens très-vague et très-mal défini. Pour cet auteur, l'affection « exprime à la fois une souffrance vague, indéterminée, une viciation générale de l'économie, plus qu'une altération circonscrite et déterminée.....

«..... Si l'on veut juger par des exemples de l'utilité de la distinction de la maladie et de l'affection, je dirai : La pneumonie, l'apoplexie, la péritonite, etc., sont des maladies; la scrofule, la peste, le typhus, la goutte, la syphilis, sont des affections qui se traduisent par des

maladies du sang, du poumon, des glandes, etc. »
(P. 28).

Nous trouvons ce passage fort obscur, et les exemples
cités, loin de le faire comprendre, achèvent de le rendre
incompréhensible, puisqu'ils n'énumèrent que des maladies. La pneumonie et la péritonite sont, en effet, des
maladies au même titre que la scrofule et la goutte.
Remarquons cependant que M. Bouchut range parmi
les affections ce que certains pathologistes appellent les
maladies générales, et parmi les maladies ce que ces
mêmes pathologistes appellent *maladies locales*. Nous
verrons dans un moment que c'est presque le contraire
qu'il faut dire.

Remarquons encore que les Grecs se servaient comme
nous d'un seul mot pour exprimer les souffrances morales et physiques : παθος, désignant à la fois les passions
et les souffrances du corps, comme notre mot *affection*
s'applique aux troubles de l'ordre moral comme aux
troubles morbides.

Définition. — L'affection est un ensemble de symptômes et de lésions localisé sur un organe et évoluant
sous l'influence d'une maladie.

Les ophthalmies scrofuleuses et syphilitiques ; l'arthrite goutteuse, rhumatismale ou blennorrhagique ;
les localisations du rhumatisme, de la goutte sur l'en-
docarte ; la méningite tuberculeuse et rhumatismale sont
des affections.

L'ophthalmie scrofuleuse, pour citer un exemple, est
caractérisée par des lésions : inflammation et ulcération
de la cornée ; par des symptômes : douleur, larmoie-
ment, photophobie, etc. Ces lésions et ces symptômes
s'enchaînent dans un certain ordre, ont une durée spéciale, voilà l'évolution. Tout cet ensemble est déterminé

par la maladie scrofuleuse à laquelle appartient l'ophthalmie dont il s'agit. Ce cachet spécial imprimé par
la maladie permet de distinguer les unes des autres
les affections des yeux, des articulations, du cœur,
et d'appeler les unes scrofuleuses, les autres syphilitiques, goutteuses, rhumatismales, blennorrhagi-
ques, etc., etc.

Si nous n'avions pas le mot *affection* pour désigner cet
ensemble de symptômes et de lésions, nous serions obligés
de créer un mot, car enfin ni le mot *symptôme* ni le mot
lésion ne suffiraient à désigner cette localisation, puisqu'il y a à la fois lésion et symptôme. Le mot *maladie*
serait également impropre, puisqu'une maladie est un
état distinct et indépendant de tout autre état morbide,
et que l'ophthalmie scrofuleuse, par exemple, est sous
la dépendance immédiate de la scrofule. Aussi le bon
sens médical a depuis longtemps adopté les expressions
d'affections des yeux, d'affections du cœur, d'affections
de l'utérus, etc., etc., pour désigner les localisations
sur ces organes des maladies diathésiques et constitutionnelles.

Ces exemples auront, je crois, fait comprendre suffisamment et ce que nous entendons par *affection*, et la
nécessité de conserver à ce mot son sens précis de
locus affectus, *affection locale*, et, par abréviation,
affection.

L'affection a les allures d'une maladie, puisque,
comme une maladie, elle est caractérisée par un ensemble de symptômes et de lésions soumis à une évolution déterminée; elle doit donc être étudiée suivant la
méthode nosographique.

Après avoir caractérisé l'affection par une bonne
définition, on doit rechercher et établir les formes et
s variétés qu'elle peut présenter. On décrit chaque

forme et chaque variété en suivant l'ordre de l'apparition des symptômes. Les causes externes déterminantes et occasionnelles qui favorisent la localisation morbide sont ensuite étudiées, puis on passe au diagnostic et au pronostic, et on termine par le traitement spécial de l'affection.

CHAPITRE X.

L'étude des causes est encore aujourd'hui la question la plus obscure de la pathologie générale. Là règne et prospère le monde des hypothèses et des métaphores trop fidèlement conservé par la tradition médicale : hippocratistes et galénistes, organiciens, humoristes ou solidistes, chimiâtres, mécaniciens, spécificiens se retrouvent sur le terrain de l'étiologie, et tous ces systèmes opposés et contradictoires se coudoient dans un inexprimable chaos. De la confusion des idées est née la confusion du langage ; et la difficulté inhérente à l'étude des causes se trouve encore augmentée par l'emploi incessant de mots vieillis, d'expressions mal définies ou à double sens. Même de nos jours, on ne peut lire un travail d'étiologie sans rencontrer, à chaque ligne, la preuve de ce vice de langage. Ce sont tantôt des mots qui ne répondent plus qu'à des hypothèses surannées, comme les expressions de *virus*, de *miasme*, de *poisons morbides*, de *vices*, etc.; tantôt une confusion déplorable entre les mots, *causes prédisposantes, prédispositions, diathèse*, etc., ou, ce qui est plus grave encore, l'absence d'une distinction bien nette entre la cause véritable et les circonstances étiologiques accessoires connues sous le nom de causes externes. Cependant, il est impossible d'aborder la plupart des problèmes de pathologie, même ceux qui touchent à

la médecine pratique, si on ne possède pas des connaissances positives en étiologie, et comme corollaire une
langue rigoureusement exacte. Les discussions inter-
minables que soulève la nature de la diathèse purulente, par exemple, ne sont au fond que des questions
d'étiologie, et il s'agit de s'entendre sur la *cause* qui
seule peut rendre compte de la succession des symptômes et des lésions dont l'ensemble constitue cette
grande maladie ; et comment s'entendre sur cette cause
si on n'a que des idées fausses en étiologie ?

Nous allons aborder cette partie difficile de la pathologie générale, et nous espérons y mettre quelque
clarté, parce que nous sommes décidés à repousser réso-
lûment toutes les hypothèses, et à n'accepter que les
connaissances positives sur cette matière.

Rechercher la *cause* d'une maladie, c'est rechercher
l'*agent* qui *produit* cette maladie. Mais, en dehors de cet
agent, il y a des circonstances qui favorisent et même
quelquefois qui sont nécessaires à son action. Aussi,
tous les pathologistes ont-ils étendu la science de l'étiologie, et à l'agent qui produit la maladie, et aux circonstances qui en favorisent, préparent et déterminent le
développement. Seulement, ils ont eu le grand tort
d'employer le même terme pour désigner deux choses
complétement différentes et par conséquent de confondre ce qu'ils auraient dû distinguer avec soin, la cause
véritable et les circonstances auxiliaires de cette cause.

Nous nous attacherons à faire disparaître cette confusion, source féconde d'erreurs en étiologie. Nous conserverons néanmoins les termes usuels de *causes externes*, *occasionnelles*, *prédisposantes* et *déterminantes*, estimant que, dans la langue scientifique, les termes ne
valent que par leur définition.

Notre sujet se divisera naturellement en deux parties :
1° de la *cause;* 2° des circonstances qui favorisent l'action de cette cause , ou des *causes externes.* Enfin , et pour permettre de comprendre les auteurs modernes, nous ajouterons un dernier chapitre : 3° *Des causes pathologiques.*

A. — *De la cause.*

Il existe tout un ordre d'affections morbides, dans lequel il est facile de saisir l'agent, la *cause* de la maladie : ce sont les fractures, les luxations, les brûlures, les empoisonnements et les maladies parasitaires. Les causes ici sont des forces, qui agissent directement ou indirectement sur les tissus ; des corps chargés de calorique ou d'électricité ; des compositions chimiques ; des poisons empruntés aux règnes animal, végétal ou minéral ; des microzoaires, des microphytes.

Dans cet ordre d'affections, le rapport entre la cause et la maladie est toujours évident : l'un des termes suppose toujours l'autre ; et, de plus, il y a toujours une exacte proportion entre les deux : ainsi, point de fracture, point de plaie sans un agent vulnérant, et proportion exacte entre la force, la nature du corps vulnérant et la lésion produite. Ici l'étiologie est d'une grande simplicité ; la cause est tangible. Aussi, nulle interprétation hypothétique ne trouble cette notion exacte de l'agent et de la lésion.

Mais remarquons qu'à proprement parler la *cause externe* ne produit qu'une lésion : fracture ou déplacement d'un os, plaie, brûlure, etc., et que si elle n'a pas été assez violente pour tuer sur le coup l'organisme auquel elle est appliquée, cet organisme va développer des phénomènes multiples et variés, qui auront bien pour point de départ la cause externe, mais qui ne seront plus en proportion avec cette cause, qui n'auront plus avec elle un rapport évident et direct, qui seront sous la dépendance immédiate de l'organisme lui-même.

Ainsi , le même agent vulnérant , une balle , par exemple, produira une plaie semblable chez tous les êtres vivants. Mais quelles différences dans les suites de cette blessure suivant les espèces animales : les unes supportent sans grands troubles, quelques-unes sans suppuration, les plus grands délabrements, et réparent rapidement les lésions les plus complexes ; tandis que l'homme est exposé à mille accidents. Parmi les hommes, quelles différences individuelles la clinique ne constate-t-elle pas chaque jour! Les uns supportent sans fléchir les traumatismes les plus violents, et les autres périssent pour les plus petites blessures.

L'observation enseigne donc que, sous l'influence des causes externes, chaque être *pâtit* suivant son espèce et dans chaque espèce, chaque individu suivant sa nature propre.

Cette formule est la clef de l'étiologie générale. C'est la loi qui nous permettra de classer et de comprendre les faits étiologiques de la pathologie interne, bien autrement complexes que ceux de la pathologie externe. Etablissons donc cette loi sur les témoignages de l'observation la plus incontestable. Chaque être pâtit suivant son espèce et suivant sa nature individuelle :

I. *Chaque être pâtit suivant son espèce.*—Et d'abord il est incontestable que les *poisons* agissent différemment sur les espèces animales, et que cette différence d'action est en rapport avec l'espèce et non avec le volume de l'animal Ainsi, il faut des quantités d'aconit beaucoup plus con-

sidérables pour tuer un lapin que pour tuer un homme.
Ainsi, la belladone qui est un poison si violent pour
l'espèce humaine, est mangée impunément par les lapins ; ainsi, le *lolium* qui tue les carnivores, est à peu
près sans action sur les lapins et sur les oiseaux.

Les circonstances étiologiques qui développent chez
l'homme les maladies les plus graves sont tout à fait
sans influence sur les animaux. Les bœufs et les
chevaux engraissent et prospèrent dans les marais, où
l'homme trouve la fièvre intermittente et la fièvre
jaune ; et si on a observé une certaine épidémie
sur les poules pendant le choléra, toujours est-il que
les grands animaux échappent complétement à son
influence.

L'inoculation, ce moyen si puissant de transmission
des maladies, échoue lui-même devant la loi de l'espèce, et Auzias Turenne s'est épuisé en vaines expérimentations, sans pouvoir inoculer la syphilis aux animaux. Si certaines maladies sont transmissibles d'une
espèce à l'autre, comme la morve, la vaccine, la rage, il
faut remarquer premièrement que le nombre en est fort
restreint ; secondement, que le plus grand nombre des
espèces animales est rebelle à cette transmission ; troisièmement, enfin, que la maladie transmise varie dans
chaque espèce, et qu'autre est la rage du chien, la rage
du cheval, et celle de l'homme. Ce qui nous permet de
maintenir notre loi : chaque animal pâtit suivant son
espèce.

L'influence de la race, dans l'espèce humaine, nous
offre des différences dans la réceptivité pathologique
comparables à celles [que nous avons constatées pour
l'espèce. Ainsi, la race nègre est à peu près réfractaire
aux influences qui développent chez l'homme la fièvre in-

termittente et la fièvre jaune; elle est au contraire plus
apte qu'aucune autre race à contracter le choléra et la
peste.

Des travaux d'étiologie, qui méritent toute confiance,
ont établi les réceptivités différentes des principales
races humaines pour les maladies épidémiques, et justifient ainsi la loi que nous avons posée.

II. *Chaque être pâtit suivant sa nature individuelle.* — Il
est d'observation universelle que chaque individu dans
une même espèce est plus ou moins apte à contracter
certaines maladies; que, placé dans des circonstances
identiques, tel prendra une pneumonie, un autre un
rhumatisme, un troisième une angine ou une diarrhée,
et que le plus grand nombre sortira indemne de toute
maladie. Tous les voyageurs qui traversent les marais
Pontins ne prennent pas la fièvre intermittente, et ceux
qui la prennent ne l'ont pas tous de la même manière :
celui-ci a une pernicieuse comateuse, celui-là une pernicieuse algide, un autre aura une intermittente bénigne. De même que nous avons vu les espèces résister
à l'inoculation, nous voyons pareillement les individus
y résister aussi. Quel médecin n'a vu des individus
échapper à la contagion de la syphilis, et d'autres être
rebelles à l'inoculation vaccinale ?

La diversité des réceptivités individuelles pour les
maladies, la diversité dans le mode dont chaque individu pâtit pour la même maladie, est la démonstration
de la loi que nous avons posée : chaque individu pâtit
suivant sa nature; de même les réceptivités diverses
des espèces différentes, sont la confirmation de cette autre
loi : chaque être pâtit suivant son espèce.

Mais si chaque être est malade suivant son espèce et
suivant sa constitution individuelle; si, en un mot, l'or-

ganisme propre à chaque individu a la puissance d'annuler la cause externe, ou au contraire de permettre le développement de la maladie ; si cet organisme imprime à chaque maladie une marche et un caractère propres ; et si l'observation universelle est unanime pour reconnaître cette loi, il est incontestable que c'est l'organisme qui est la véritable cause des maladies, puisque toutes les causes externes imaginables sont incapables de produire autre chose qu'une lésion, si l'organisme n'a pas une *disposition* particulière qui permette à la maladie de se développer.

Nous allons voir maintenant que l'organisme peut à lui seul, sans le concours d'aucune cause externe, ou avec les causes externes les plus diverses, donner naissance à des maladies déterminées ; ce sera la contre-épreuve de notre première démonstration.

L'étude des causes dans chaque maladie en particulier établit d'une manière incontestable que la même maladie, la pneumonie, par exemple, peut se développer tantôt sous l'influence des causes les plus diverses, et tantôt sans qu'il soit possible de constater une cause quelconque. Je sais que quelques auteurs ont soutenu et soutiennent encore que chaque maladie particulière a sa cause externe particulière, sans laquelle elle ne peut se développer, que le rhumatisme, par exemple, est toujours produit par le froid humide, la pneumonie par le froid sec, la fièvre typhoïde par l'encombrement, etc., etc. Mais je ne puis tenir aucun compte des *opinions* ; je ne tiens compte que des faits : or les faits démontrent à qui veut observer, ou même lire les recueils d'observations, que ces maladies se développent dans les circonstances étiologiques les plus opposées. Toutes les pneumonies survenues pendant le cours d'une maladie qui exige le séjour au lit, presque toutes celles qu'on observe chez les sujets valétudinaires naissent et se développent sans qu'on puisse constater l'action d'un refroidissement. Combien d'autres reconnaissent pour *cause occasionnelle* un excès de travail! Combien de rhumatismes et de pleurésies, pendant les chaleurs de l'été, sans qu'il soit possible d'invoquer l'action du froid humide, et combien de fièvres typhoïdes dans les logements les plus salubres!

Sans doute le froid, le chaud, l'humidité, la fatigue et toutes les circonstances extérieures auxquelles la tradition attribue le rôle de causes dans les maladies, ont une action sur la production des maladies, nous savons qu'il est possible de constater cette action dans un grand nombre de cas; seulement, l'observation clinique nous ayant demontré : 1° que le même agent, le froid, par exemple, peut produire plusieurs maladies, la pneumonie, la diarrhée, l'albuminurie, la sciatique, et bien d'autres encore; 2° que la même maladie, la pneumonie, par exemple, peut se développer sous l'influence de plusieurs de ces agents : le froid, un excès de table, un mouvement de colère, une fatigue excessive; 3° que toutes les maladies peuvent se développer sans qu'il soit possible de constater l'action sérieuse d'aucun de ces agents, nous en concluons que toutes les circonstances étiologiques désignées sous le nom de *causes externes* ne sont pas des *causes vraies*, mais seulement des circonstances qui favorisent l'action de la seule véritable cause, la *cause interne*.

Mais si les causes externes sont incapables de produire à elles seules une maladie; si chaque être est malade suivant son espèce et suivant sa nature individuelle, ne ressort-il pas de ces deux ordres de faits la démonstration de notre thèse : la cause des maladies est dans l'organisme lui-même !

C'est là, en effet, la vérité étiologique obscurcie par les préjugés et les hypothèses traditionnels, mais qui se dégage victorieusement de l'observation clinique. Une certaine antiquité enseigne que l'homme est parfait, que les maladies viennent du dehors, et qu'elles ne sont qu'une réaction contre la cause morbifique. Cette erreur séduisante a pesé et pèse encore sur l'étiologie, et les médecins ne peuvent s'habituer à cette idée que c'est l'homme qui *fait* ses maladies, et que c'est pour cette raison qu'il les fait suivant sa nature, et que toutes les causes externes ne sont que des *circonstances* dont il subit l'influence, ou qu'il repousse suivant les dispositions particulières de son organisme.

Mais l'observation clinique nous permet d'arriver à une formule plus précise encore.

Il y a des hommes qui ne s'enrhument jamais, d'autres qui n'ont jamais la fièvre typhoïde. Le choléra vient à sévir dans un pays, et tout le monde n'est pas frappé ; dans une région soumise à la fièvre intermittente, beaucoup échappent à cette maladie. Il ressort de cette observation que chaque homme a une disposition particulière qui le rend apte à contracter un nombre de maladies déterminées, et le rend rebelle à toutes les autres. Cette disposition est, dans certains cas, tellement marquée, que certains sujets résistent absolument et à la contagion et même à l'inoculation. C'est ce qu'on appelle l'*immunité* morbide.

Si donc chaque homme est organisé de telle sorte qu'il est disposé à contracter un certain nombre de maladies déterminées, et réfractaire à toutes les autres.

Si toutes les causes externes sont impuissantes à produire une maladie en l'absence d'une disposition spéciale de l'organisme ; si cette disposition suffit à la production des maladies sans le concours des causes externes, nous devons compléter notre formule étiologique de la manière suivante : *la cause des maladies réside dans une prédisposition définie* (1).

Mais qu'est-ce donc alors que la prédisposition définie? C'est, comme le dit Trousseau, copiant l'enseignement de J.-P. Tessier, la *maladie en puissance* avant d'être en *acte*. On a dit encore que c'était la maladie *en germe*, et que les causes externes pouvaient se comparer à la chaleur et à l'humidité qui favorisent la germination, mais qui n'en sont certainement pas la cause ; que c'est le gland qui est la cause du chêne, et que la pluie et le soleil ne sont que des circonstances qui aident à son développement. Nous acceptons ce langage seulement à titre de comparaison et pour faciliter l'intelligence de notre formule étiologique ; car les maladies ne sont point des *êtres*, et par conséquent elles n'ont point de *germes*.

L'homme porte donc en lui-même *la cause* de toutes ses maladies, et les agents, appelés *causes externes*, ne jouent que le rôle de circonstances nécessaires ou favorables au développement de la maladie. L'homme, loin d'être un organisme parfait, comme l'enseignaient les anciens, entre dans la vie avec des dispositions morbides plus ou moins nombreuses, dont le développement est subordonné, jusqu'à un certain point, à l'action des causes externes. Comme l'enfant tient de son père et de sa mère des traits spéciaux et des aptitudes physiologiques particulières qui perpétuent le type des familles et des races, de même il reçoit des aptitudes

(1) Formule donnée par J.-P. Tessier, dans ses cours à l'École pratique, il y a plus de trente ans.

pathologiques déterminées, qui constituent, si je puis parler ainsi, son *tempérament morbide*, et le rend propre à contracter des maladies déterminées. A ce point de vue toutes les maladies sont héréditaires, puisque leur cause, la prédisposition définie, est héréditaire ; seulement on a pris l'habitude de n'appeler héréditaires que celles de ces maladies qui se développent sans que les causes externes jouent un rôle prépondérant, comme la goutte, le cancer, la phthisie, etc.; tandis que les maladies qui succèdent habituellement à une cause externe évidente, comme la plupart des maladies aiguës, comme les maladies contagieuses, sont plus spécialement considérées comme des maladies *accidentelles*, propres au sujet et non héréditaires. Mais si le malade n'avait pas reçu de ses ascendants un tempérament morbide, une disposition définie à contracter cette maladie, toutes ces causes externes et la contagion elle-même eussent été stériles ; comme nous le voyons si souvent dans le cours des épidémies. C'est du reste un point sur lequel nous reviendrons d'une manière toute particulière, à propos de l'hérédité.

De ces prédispositions, les unes sont presque universellement répandues dans l'espèce humaine : les prédispositions au rhume, à la rougeole, à la scrofule, à la syphilis ; d'autres sont moins communes : la prédisposition à la pleurésie, à la scarlatine, à la fièvre typhoïde, à la diphthérie ; quelques-unes sont très-rares : la disposition à la méningite, à la péritonite, à l'albuminurie essentielle, à l'ulcère simple de l'estomac, à la paralysie progressive, glosso-pharyngienne, etc., etc.

Idiosyncrasie et *immunité morbide*. La doctrine des prédispositions morbides donne le véritable sens aux expressions idiosyncrasie et immunité morbide.

Jousset. 10

On entend par *idiosyncrasie* la disposition particulière d'un organisme à être affecté plutôt qu'un autre et autrement que ses semblables par les impressions morbides. Exemple, l'idiosyncrasie explique pourquoi sous l'influence de l'odeur du musc certaines personnes contractent la migraine; que d'autres sous l'influence des moules sont prises d'urticaire, que le froid humide développe chez l'un une pleurésie, chez l'autre une diarrhée, chez un troisième une angine, chez beaucoup d'autres rien du tout.

Ces exemples et la définition même de l'idiosyncrasie, empruntés aux livres classiques, démontrent surabondamment que prédisposition définie et idiosyncrasie sont deux termes parfaitement synonimes.

Immunité. L'immunité est la faculté que possèdent certaines espèces, certaines races et certains individus, d'échapper complétement à des causes morbifiques déterminées; exemple : les espèces animales résistent aux causes endémiques qui produisent la fièvre intermittente. La race nègre résiste aux causes de la fièvre jaune. Certains individus dans l'espèce humaine résistent constamment aux causes déterminantes les plus actives, et, par exemple, sont réfractaires à l'inoculation vaccinale.

L'immunité est habituellement congénitale; elle peut être acquise; ainsi, l'acclimatement engendre une certaine immunité contre la fièvre typhoïde et la fièvre jaune; quelques maladies comme les fièvres éruptives produisent, au moins pour un temps, une immunité à une seconde attaque. C'est sur ce fait que repose la théorie de la vaccine.

On le voit, l'*immunité* morbide n'est pas autre chose que l'absence de la prédisposition à contracter une maladie déterminée.

Conclusions. — Les maladies ont pour cause véritable une prédisposition définie et habituellement congénitale.

Nous verrons, dans un autre chapitre, l'importance et le rôle des *causes externes*.

B. — *Causes externes*,

Les anciens avaient divisé en six classes les agents et les circonstances connus sous le nom de causes externes. Ces six classes sont : 1° les *circumfusa*, c'est-à-dire l'atmosphère avec ses variations : le froid, le chaud, le sec, l'humidité, l'altitude, le climat ; 2° les *applicata :* les vêtements trop chauds, trop légers, trop serrés, etc., toutes les substances, tous les agents capables de brûler, contondre, blesser, d'une manière quelconque ; 3° les *ingesta* : les choses introduites dans le corps par une voie quelconque, ce chapitre comprend tout ce qui a trait aux aliments et aux poisons ; 4° les *excreta* : les liquides destinés à être rejetés du corps et qui sont retenus ou rejetés en trop grande quantité ; 5° *gesta :* les actes, l'exercice musculaire ou son absence, la fatigue, les excès de toutes sortes ; 6° *percepta*, c'est-à-dire les impressions morales, la frayeur, la surprise, la jalousie, toutes les passions.

Cette classification s'applique plutôt à l'hygiène qu'à l'étiologie, mais nous l'avons cependant rapportée parce qu'elle présente dans une série de tableaux toutes les circonstances décrites sous le nom de causes externes.

Les auteurs de pathologie générale ont divisé les causes externes en trois classes : les *prédisposantes*, les *occasionnelles* et les *déterminantes*. Nous conserverons cette division pour ne pas innover sans une nécessité

absolue, mais nous ferons remarquer que les causes
externes ne constituent que deux classes naturelles:
1° celles qui sont nécessaires au développement de la
maladie, ce sont les causes déterminantes, comme la
contagion et l'inoculation ; 2° celles qui ne sont
pas nécessaires au développement de la maladie,
qui ne sont que l'occasion de son développement,
c'est-à-dire les *causes occasionnelles*, celles-ci ayant reçu
le nom de *prédisposantes*, toutes les fois que leur action
a besoin d'être continuée longtemps pour que la maladie se développe. Ainsi le froid humide est *cause occasionnelle* quand il développe un rhumatisme articulaire
aigu, ou un mal de gorge par son impression mo-
mentanée ; il prend le nom de *cause prédisposante*, s'il
doit agir longtemps pour favoriser le développement
de la scrofule. Il n'y a donc réellement que deux sortes
de causes externes : les causes nécessaires, c'est-à-dire
celles sans lesquelles la maladie reste à l'état de prédisposition, et les causes contingentes qui ne font que favoriser le développement de la prédisposition.

Indépendamment de cet ordre de causes, nous aurons
un troisième chapitre à faire sur les causes dites *pathologiques*, c'est-à-dire sur les lésions qui deviennent cause
d'autres affections, les fausses membranes du larynx qui
deviennent cause d'asphyxie et de suffocation, les oblitérations artérielles qui deviennent cause de gangrène, etc.

I. *Des causes occasionnelles*. — Une connaissance bien
nette de la cause interne, la prédisposition définie,
simplifie beaucoup ce qui nous reste à dire des causes
occasionnelles banales. Il est démontré par ce qui précède qu'elles ne jouent qu'un rôle secondaire dans la production des maladies ; cependant le médecin ne devra

pas négliger leur étude, car il ne faut pas oublier que si la prédisposition définie est la cause véritable de la maladie, cette cause reste souvent latente jusqu'au moment où une cause occasionnelle vient lui donner le branle. Que de phthisies qui débutent par un rhume, c'est-à-dire après un refroidissement! Il en est de même de la plupart des affections scrofuleuses qui se développent après un traumatisme. La folie, nous le savons, peut éclater sans le concours des causes occasionnelles, mais le plus souvent des habitudes vicieuses, des passions violentes favorisent son développement.

Le médecin étudiera donc avec soin les causes occasionnelles dans chaque maladie en particulier, afin de remplacer par des connaissances positives les notions banales qui sont généralement enseignées sur ce point; mais il s'efforcera surtout de reconnaître la prédisposition définie qui existe chez son malade. L'état de santé antérieure du sujet et de ses parents, l'aspect extérieur suffiront habituellement pour le renseigner suffisamment, et alors il pourra donner aux familles qui se confient à ses soins des conseils véritablement utiles. Tel malade devra se garder avec le plus grand soin de l'impression du froid, qui pourra au contraire braver impunément un certain degré de privation alimentaire ou de fatigue musculaire; tel autre devra avoir un régime alimentaire des plus reconstituants, qui pourra s'exposer impunément au froid, au chaud et à toutes les variations de la température.

Les connaissances étiologiques comprises et appliquées suivant cette méthode seront véritablement pratiques, car il ne faut pas être bien avancé dans la vie pour savoir combien les hommes ont horreur des règles et des prescriptions hygiéniques. Si donc vous recommandez à votre malade de suivre exactement toutes les règles de l'hygiène, il n'en suivra aucune. Mais si, armé de l'autorité légitime que vous donne l'exacte connaissance du sujet, vous dites au fils d'un fou : vous ne prendrez pas d'absinthe, vous boirez du vin avec une extrême modération, vous vous rappellerez que les excès vénériens conduisent presque fatalement à la folie, mais vous n'avez aucune précaution à prendre ni pour les variations de température, ni pour les aliments, ni pour les fatigues corporelles, vous aurez beaucoup de chance d'être écouté d'abord, d'être obéi ensuite. Nous pourrions répéter cet exemple pour l'homme disposé à la phthisie. Celui-ci doit éviter surtout certaines conditions d'habitation et d'alimentation qui favorisent le développement de la phthisie, il doit éviter toutes les causes occasionnelles de rhumes, etc., etc.

L'étude des causes occasionnelles ne perd donc pas son importance par la connaissance positive de la cause interne véritable, la prédisposition définie, mais elle en acquiert au contraire une plus grande puisque cette connaissance permet de donner aux causes occasionnelles leur véritable rôle. Nous le répétons, cette étude doit être faite dans chaque maladie en particulier et faite avec la même rigueur que pour les questions de médecine légale où rien n'est avancé sans être parfaitement prouvé.

II. *Causes externes prédisposantes.* — Ce sont les mêmes que les précédentes, seulement leur action exige un certain temps pour se manifester.

Dans ce chapitre on étudie habituellement : l'alimentation, l'habitation, l'altitude, la profession, l'âge et le sexe, la grossesse et l'accouchement, l'allaitement, la dentition, la consanguinité et enfin l'hérédité.

L'étude de ces différentes circonstances étiologiques

nous apprend que certaines maladies sont favorisées dans leur développement par une alimentation excessive: la goutte, par exemple ; d'autres par une habitation humide et froide : la scrofule ; que la phthisie disparaît dans certains climats et à une altitude déterminée et est au contraire très-fréquente dans d'autres climats ; que les âges et les sexes sont disposés à des maladies particulières, etc., etc.

Le simple énoncé de cet ordre de connaissance suffit pour faire comprendre immédiatement son application pratique : il faut prescrire aux goutteux une nourriture peu animalisée et l'exercice musculaire ; aux scrofuleux, une habitation sèche, chaude et aérée; aux phthisiques, l'habitation dans certains climats; empêcher les études prématurées et l'usage du vin chez les enfants prédisposés à la méningite tuberculeuse, pendant l'âge où cette maladie sévit habituellement, c'est-à-dire de 3 à 7 ans.

Il est nécessaire, pour que cet ordre de connaissance rende des services sérieux aux médecins et aux malades, que chacune de ces causes prédisposantes soit étudiée dans chaque maladie particulière, et soit étudiée sans préjugé. Ainsi, aujourd'hui où le préjugé étiologique le plus répandu est celui qui attribue toutes les maladies à *la faiblesse*, on recommande une nourriture très-animalisée aux phthisiques, sans songer que les populations qui mangent le moins de viande, et les religieux qui n'en mangent pas du tout, constituent des catégories presque entièrement exemptes de phthisie ; il faut en un mot, pour faire de l'étiologie positive, se débarrasser de l'esprit de système et d'hypothèse qui est l'ulcère phagédénique de la médecine.

L'hérédité doit nous arrêter un instant. La cause in-

terne des maladies étant une prédisposition de l'organisme vivant, et cet organisme nous étant transmis
par nos pères, il est certain que toutes les maladies
sont héréditaires, puisque la prédisposition sans laquelle nulle maladie ne se développe, est héréditaire.
Cependant les médecins sont tellement habitués à considérer les maladies aiguës comme des états accidentels
survenant sous l'influence de circonstances externes,
qu'il est nécessaire d'insister sur ce point.

Pour ce qui est des prédispositions aux maladies constitutionnelles, la démonstration est facile. Ainsi, il est
incontestable qu'il existe des familles de goutteux, de cancéreux, de scrofuleux, de dartreux; ici la prédisposition
est héréditaire. Aussi, l'hérédité est-elle généralement
acceptée pour ces maladies. Mais pour les prédispositions morbides communes, la démonstration est difficile; seulement, je prie le médecin de considérer qu'il
y a des familles où certaines maladies aiguës sont fréquentes, tandis que d'autres n'apparaissent jamais. Il y
a certainement des familles où la grande majorité des
membres est atteinte par la fièvre typhoïde, tandis que
dans d'autres familles on n'observe jamais cette maladie, quoique la famille habite dans un pays où la
fièvre typhoïde est fréquente. Du reste, il est logique
d'admettre que la génération qui transmet un organisme déterminé et ressemblant dans ses aptitudes physiologiques aux deux facteurs, transmette de la même
manière les aptitudes morbides, et il serait extraordinaire que cette transmission n'eût lieu que pour les
maladies chroniques.

Maintenant, on doit se poser cette autre question :
l'éducation, les habitudes, les changements de climats,
en un mot toutes les circonstances réunies sous le nom
de causes externes prédisposantes, peuvent-elles créer

un tempérament morbide, une prédisposition définie?

L'expérimentation et l'observation sont souveraines pour résoudre cette question. Nous voulons seulement faire remarquer que nos propres recherches nous inclinent à nous prononcer pour la négative.

Si un ensemble de circonstances extérieures était capable de donner naissance à une prédisposition déterminée, et par suite à une maladie, l'expérience nous aurait appris depuis longtemps quelles sont les circonstances étiologiques capables de créer la disposition au cancer, aux hémorrhoïdes, à l'épilepsie, à l'hystérie, etc. Je dis circonstances capables de créer la disposition, et non pas circonstances favorisant le développement d'une disposition innée. Or, nous ignorons complétement quels sont les agents externes capables de créer une semblable disposition. Nous savons que le chagrin, les excès alcooliques peuvent développer la folie chez un malade prédisposé à la folie; mais nous savons aussi que ces circonstances sont incapables de faire naître la disposition; de même pour l'équitation, et l'usage des aliments épicés qui favorisent le développement des hémorrhoïdes chez les hémorrhoïdaires, mais qui ne font pas les hémorrhoïdaires. Certains médecins croient qu'ils ont la puissance de créer la disposition à la phthisie et à la scrofule par la réunion de certaines conditions hygiéniques. Mais la preuve que les circonstances sont impuissantes à créer la disposition à la phthisie, c'est qu'il n'est pas difficile de rencontrer dans la pratique des individus qui bravent impunément toutes ces circonstances.

Il est incontestable que nous naissons avec un nombre déterminé de prédispositions morbides; que ces prédispositions sont héréditaires ou au moins congénitales comme les dispositions physiologiques, puisqu'en somme

c'est le même organisme qui est bien portant et malade. Il faut rappeler en effet que les maladies ne sont
pas des êtres venus de je ne sais où et s'implantant
dans notre organisme. Les maladies sont des états de
l'organisme vivant. C'est donc le même être qui est
bien portant, puis malade. Quoi d'étonnant alors que
les dispositions morbides soient héréditaires comme les
dispositions physiologiques! Quant à l'*innéité* qui se
place auprès de l'*hérédité*, pour expliquer la naissance
de produits complétement différents des deux facteurs,
ne pourrait-on pas dire que dans la plupart des cas
c'est seulement de l'hérédité à longue distance? Ainsi,
il y a des produits qui ne ressemblent ni au père ni à
la mère, mais qui ressemblent à un arrière grand-
père. Il en est de même de l'hérédité morbide; et ceci
explique comment on observe quelquefois, dans une
famille, un seul membre disposé à la phthisie, par
exemple. On citerait ce fait comme un cas d'innéité;
mais, en recherchant bien, ne trouverait-on pas un
scrofuleux dans les ascendants?

Nous disons donc que les prédispositions définies sont
presque toujours hérédidaires; et quand elles ne sont
pas héréditaires, elles sont *congénitales*. Ainsi les produits des mariages consanguins sont prédisposés à certaines maladies dont on ne trouve pas de trace chez les
ascendants. Nous citerons en première ligne la surdi-
mutité et la phthisie. Il semble démontré encore que
l'ivrognerie des ascendants engendre la prédisposition
à la folie, à l'épilepsie et à l'idiotie. Un nombre de faits
considérable nous porte à croire que les enfants des vieil-
lards sont quelquefois prédisposés à la scrofule.

Dans tous ces cas la prédisposition n'est pas héréditaire dans le sens stricte du mot, puisque les ascendants
ne présentent aucune trace de la maladie transmise;

mais elle est congénitale puisque l'enfant l'apporte en naissant et qu'elle est le résultat direct des circonstances étiologiques existant chez les parents.

III. *Des causes externes déterminantes.* — Les pathologistes s'accordent pour appeler ainsi les circonstances étiologiques qui ont sur le développement de la maladie une influence beaucoup plus considérable que les causes occasionnelles ; ils les ont encore appelées *causes spécifiques, causes déterminantes spéciales.* Ce sont : la *contagion,* l'*inoculation*, les *influences épidémiques* et *endémiques*, et l'*infection*. Nous réduirons ces causes à trois, par cette raison que l'inoculation n'est qu'un mode de la contagion, et que l'infection est un terme mal défini en étiologie, qui, par conséquent, doit disparaître. On entend en effet, sous cette dénomination, tantôt l'air confiné des hôpitaux, des prisons, etc. C'est alors une cause occasionnelle banale, pouvant produire soit le typhus, soit la diathèse purulente, soit la pourriture d'hôpital, l'érysipèle, etc.; tantôt on désigne par le mot d'infection, les conditions telluriques et atmosphériques qui développent les maladies endémiques : suette, fièvre intermittente, fièvre jaune, *infection paludéenne, miasmatique*, etc., etc. Dans ces cas, l'infection fait double emploi avec l'*endémie*. Le mot *infection* a enfin un troisième sens; il sert à désigner un ensemble de circonstances (encombrement, défaut d'aération) qui favorisent le développement des maladies contagieuses; ainsi la fièvre typhoïde, l'érysipèle, la fièvre puerpuérale qui sont difficilement contagieuses quand les malades sont très-isolés, le deviennent au plus haut point quand les malades se trouvent accumulés dans un hôpital, dans une caserne, dans une prison, dans un pensionnat, etc., et en même temps la maladie devient beaucoup plus grave. Dans ce dernier cas l'infection n'est rien autre qu'un ensemble de circonstances étiologiques qui donnent à la contagion une activité plus grande.

Les causes déterminantes sont donc réduites à trois : la *contagion*, l'*épidémie* et l'*endémie*.

1° *De la contagion*. — C'est la transmission d'une maladie déterminée d'un individu atteint de cette maladie à un individu sain. Cette transmission peut s'opérer suivant trois modes : par l'air ambiant, par contact, par inoculation.

Il y a des maladies contagieuses par ces trois modes : la variole, par exemple; il y en a qui se communiquent seulement par le contact : la blennorrhagie; d'autres seulement par inoculation : la rage ; d'autres par contact et par l'air ambiant : la fièvre typhoïde, le choléra ; d'autres par inoculation et par contact : la syphilis.

Le *contact* et l'air *ambiant* sont des termes qui se définissent d'eux-mêmes. Quant à l'inoculation, c'est la transmission à un individu sain d'une maladie déterminée à l'aide d'*effraction* (Ricord), c'est-à-dire qu'un produit morbide est porté dans l'organisme par le moyen d'une plaie. Ce produit morbide, inoculable, est habituellement liquide ; cependant il peut être solide.

Les recherches de M. Chauveau semblent avoir démontré que, pour les liquides inoculables, les corpuscules solides suspendus dans ces liquides jouissent seuls de la propriété de reproduire la maladie.

Le moment de l'inoculation est toujours séparé du début de la maladie par un espace de temps qui varie de quelques jours à quelques mois. Ce temps s'appelle période d'*incubation*. Cette période existe aussi dans les maladies qui se transmettent par le contact ou par l'air ambiant.

L'inoculation se fait par piqûre : c'est le mode le plus usité pour la vaccine. Elle se fait aussi par séton et par plaie simple. Pour la rage, elle se fait par morsure.

La quantité du liquide inoculable peut être infiniment petite. Les expériences de Davaine ont démontré que le liquide inoculable du *sang de rate* communiquait encore la maladie lorsqu'il était dilué dans l'eau au millionième (3ᵉ dilution homœopathique). Les expériences sur la *septicémie* sont encore plus remarquables, le sang putréfié dilué au *quadrilionième* reproduit encore la maladie.

Généralement on désigne le produit inoculable sous le nom de *virus*. Nous rejetons cette expression, parce que c'est un fruit tardif de cette ontologie mythologique, qui faisait de chaque maladie un être véritable, ayant par conséquent une vraie semence, un germe, et le virus était un de ces germes palpables et visibles ; ce virus était inoculé ; il sommeillait quelque temps ; puis, s'éveillant dans sa force, il se multipliait et envahissait l'organisme tout entier. Souvent, comme dans la syphilis, il sommeillait encore, pour s'éveiller sous une autre forme ; enfin, il pouvait se transmettre soit par inoculation, soit par génération.

Les virus pouvaient se marier entre eux, ou avec les *vices* (autre cause hypothétique), et donner naissance à des produits hybrides. Nous avons honte, pour notre science, de toutes ces métaphores dont elle est encombrée aujourd'hui encore, où elle se targue d'être une science expérimentale. Ne voyons-nous pas, en effet, l'école positiviste, au lieu de rejeter purement et simplement l'expression de *virus*, s'efforcer de la définir de cette manière : « Virus, substances organiques, d'une humeur quelconque, ayant subi par *catalyse isomérique* une modification telle que, sans que les caractères physico-chimiques en soient notablement changés, elles ont pris la propriété de transmettre la modification acquise aux substances organiques avec lesquelles elles sont mises en contact» (Dictionn. Littré et Robin). Sauf l'*ithos* et le *pathos* propres à l'auteur, c'est la théorie chimique de la catalyse substituée aux influences sidérales de Paracelse. Supprimons donc le mot *virus*, comme ne représentant que des hypothèses mythologiques, et disons plus simplement et plus clairement : il y a des produits morbides qui ont la propriété de reproduire par inoculation la maladie qui leur a donné naissance. Nous appellerons ces produits morbides des *produits inoculables*, et nous ne ferons aucune hypothèse; nous exprimerons simplement la succession des phénomènes. Nous resterons fidèle à l'étiologie positive et expérimentale.

Nous devons maintenant examiner l'explication récente de l'inoculabilité des produits morbides par des *microphytes* ou des *microzoaires* suspendus dans le liquide inoculable. Des expériences toutes récentes ont donné à cette hypothèse un grand retentissement; c'est cette théorie qu'on a décore du nom d'*étiologie animée*.

L'examen impartial des faits permet de constater : 1° que les liquides contaminés par la présence des bactéries ne sont pas inoculables à toutes les espèces animales (Bouley); 2° que chez les lapins, qui de tous les animaux sont les plus sensibles à cette influence, deux tiers seulement des sujets en expérimentation sont atteints par cette influence (Béhier); 3° que le sang putréfié est encore inoculable après la destruction des bactéries par la congélation (Onimus); que les bactéries isolées du sang putréfié par dialyse ne sont pas inoculables.

D'où nous concluons : 1° que les bactéries ne sont pas la cause de l'inoculabilité des produits morbides; 2° que l'inoculation n'est possible que pour les espèces et les individus qui possèdent la prédisposition définie.

Ces nouvelles expériences confirment donc nos doctrines étiologiques.

2° *Influences épidémiques*. On donne ce nom à un état tout à fait inconnu de l'atmosphère pendant lequel une maladie déterminée sévit sur un grand nombre de sujets. Cet état atmosphérique n'est pas propre à une localité, mais se propage à des régions très-étendues et souvent fait le tour de la terre en quelques mois ; ce caractère de généralisation distingue l'épidémie de l'*endémie*, épidémie de grippe, de choléra, de fièvre typhoïde, de rougeole, de coqueluche, etc., etc.

L'influence épidémique et l'influence contagieuse se trouvent habituellement réunies puisque la plus part des maladies épidémiques sont contagieuses. Il est cependant possible de distinguer et d'apprécier l'action particulière de ces deux causes; ainsi la contagion est la cause principale et *sine qua non* pour les maladies contagieuses, et si la rougeole, la variole, le choléra ne sont pas importés dans un pays, ces maladies ne peuvent pas y naître par la seule influence épidémique; mais si les conditions de saison, d'humidité, de sécheresse, de température, d'électricité, et les états inconnus qui constituent l'influence épidémique existent, la maladie contagieuse se développera avec une grande activité et revêtira certains caractères qui feront dire justement que telle épidémie diffère de telle autre et ressemble à une troisième, c'est à cet ensemble qu'on a donné le nom de *constitution épidémique*.

Mais si les influences épidémiques sont défavorables au développement de la maladie contagieuse, on voit celle-ci réduite à des cas isolés, disparaître et s'éteindre en peu de temps. Ainsi avons nous vu quelquefois des épidémies de choléra avorter et se réduire à quelques cas.

Le mot de *constitution épidémique*, nous venons de le voir, sert à désigner cet ensemble encore mal connu de circonstances étiologiques qui favorisent ou au contraire s'opposent au développement de certaines maladies ; mais il a un autre sens plus étendu. L'observation enseigne que pendant le règne des épidémies les maladies ordinaires revêtent certains caractères propres à la maladie épidémique régnante, ainsi pendant les épidémies de choléra les autres maladies se compliquent facilement de diarrhée ; quand règnent les fièvres intermittentes les maladies ordinaires prennent facilement le type intermittent et sont heureusement modifiées par le sulfate de quinine. Cette vérité d'observation a reçu de Stoll et de ses élèves une extension dérisoire et a donné naissance aux constitutions épidémiques purement hypothétiques, ainsi la *constitution bilieuse*, la *constitution inflammatoire*, *putride*, etc., etc., etc., et malheureusement ces prétendues constitutions concluaient à des traitements non moins hypothétiques que les constitutions elles-même. La tradition a retenu et aussi embelli cette prescription de Récamier entrant dans son service de l'Hôtel-Dieu : « Ma Sœur, il pleut de la bile aujourd'hui, purgez-moi toute la salle. »

Les *enfants terribles* d'une doctrine fausse sont toujours ses plus cruels ennemis, inutile de réfuter la théorie des constitutions morbides hypothétiques de l'antique humorisme après la sortie de Récamier.

3° *De l'enaémie.* On donne ce nom à des conditions
telluriques et atmosphériques locales, capables de
donner naissance à des maladies déterminées : ainsi
les terrains marécageux pour la *fièvre intermittente*,
ainsi les côtes du golfe du Mexique pour la *fièvre jaune*,
et certaines circonstances beaucoup plus obscures mais
évidemment locales pour la *suette*. Ces trois maladies,
en effet, ne naissent que dans des localités déterminées,
et les sujets qui en sont atteints, transportés dans
des pays où les conditions telluriques et atmosphériques sont différentes, ne les transmettent point à d'autres
personnes. Ces maladies ne sont donc pas contagieuses.

On a étudié, et ces études se poursuivent toujours,
les conditions étiologiques qui constituent l'endémie,
on a constaté que les marais, les terrains à sous-sol
argileux, les grands bouleversements de terres, néces-
sités par les constructions et les défrichements étaient
des conditions favorables à la production de la fièvre
intermittente, surtout pendant les saisons chaudes et
humides. Les marais formés uniquement par l'eau de
mer ne produisent pas d'endémie intermittente, le mélange de l'eau de mer et de l'eau douce constitue, au
contraire, une circonstance étiologique très-puissante
pour le développement de l'endémie intermittente.

Les circonstances favorables au développement de la
fièvre jaune ont beaucoup de ressemblance avec celles
qui produisent la fièvre intermittente. Ce sont aussi des
côtes basses et marécageuses, l'embouchure des grands
fleuves, jointe à une température excessive, qui constituent
l'endémie de la fièvre jaune. Cependant il y a là encore
bien des inconnues. Nous ne savons pas en effet pourquoi la fièvre jaune, qui autrefois ne dépassait pas la
ligne équinoxiale, a envahi plusieurs degrés et sévit maintenant chaque année à Rio-Janeiro. Nous ne savons pas

non plus pourquoi certains points marécageux de la côte d'Afrique qui semblent dans des conditions de terrains et de températures tout à fait semblables à celles du golfe du Mexique, ne présentent jamais spontanément des cas de fièvre jaune et sont au contraire infectés de fièvre intermittente.

L'endémie effroyable de fièvre intermittente qui a éclaté tout à coup dans l'île Maurice, indemne jusque-là de cette maladie ; l'impossibilité de déterminer les conditions de cette endémie, prouvent que nous ne connaissons pas encore exactement les véritables conditions de l'endémie intermittente.

L'air sert de moyens de transport aux agents de la production de la fièvre jaune et de la fièvre intermittente ; ainsi certaines localités sont envahies par la fièvre intermittente, quand le vent des marais vient à souffler sur elles ; ainsi l'air du Mexique emprisonné dans la cale d'un navire a pu communiquer la fièvre jaune aux hommes employés à décharger ce navire sur nos côtes de France.

Pour le *suette* notre ignorance est absolue. Si dans certains cas on peut invoquer le voisinage des marais, dans d'autres cas il est impossible de trouver aucune influence de ce genre. Poitiers, par exemple, qui présente si souvent des endémies meurtrières de suette, est situé sur un côteau très-élevé et tout à fait en dehors de l'influence marécageuse.

Le même esprit qui a conservé le mot *virus* pour expliquer la contagion a inventé celui de *miasme*, pour se rendre compte des endémies ; aujourd'hui on remplace assez généralement cette expression par celle de *poison ;* ainsi les livres les plus récents de pathologie interne nous enseignent que la fièvre jaune est produite par un *poison inconnu;* la fièvre intermittente par un *poison inconnu;* le suette par un *poison inconnu.* Poison ou *miasme*, nous ne voyons dans ces expressions que des métaphores qui ont l'inconvénient grave de faire croire aux naïfs qu'ils savent quelque chose sur les conditions étiologiques productrices des endémies, quand ils ont répété qu'elles étaient dues à un miasme ou à un poison; et l'inconvénient plus grand encore de compromettre la médecine dans l'esprit des savants par cette infatuation incurable pour les hypothèses les plus saugrenues. Est-ce que les poisons ne sont pas des substances définies, des substances qu'il est toujours possible d'isoler? Or donnez-nous d'abord les caractères du poison de la suette, c'est-à-dire, sa définition, et isolez ce poison. Si cela est impossible contentez-vous de dire avec nous que les endémies sont produites par des conditions telluriques et atmosphériques et d'énumérer celles de ces conditions qui sont connues en marquant d'un point d'interrogation celles que nous ne connaissons pas encore.

M. le Dʳ Robin, qui en sa qualité de *positiviste* est doué de toutes les crédulités, s'efforce de donner à la superstition du miasme une couleur scientifique, et il le définit ainsi : »Les miasmes sont constitués par des substances organiques de l'air (il veut dire sans doute suspendues dans l'air, car l'air ne possède pas de substances organiques) à divers états de modifications catalytiques... »

Et dire que l'école qui enseigne de semblables choses a la prétention de ne pas se nourrir de mots !

La catalyse explique les virus et les miasmes. Qu'est-ce donc que la catalyse? Voici ce que répond Berzélius, l'inventeur de cette hypothèse : « Certains corps exercent, *par le simple contact,* une telle influence sur d'autres corps, qu'il en résulte une action chimique; des combi-

naisons sont détruites ou de nouvelles combinaisons
prennent naissance, et tout cela s'effectue sans que le
corps qui produit tous ces changements soit altéré. »
Ainsi l'éponge de platine fait combiner le gaz hydrogène
avec l'oxygène de l'air à la température ordinaire, sans
que le platine subisse aucun changement. Le platine agit,
dans ce cas, comme l'étincelle électrique. Les chimistes
ont réuni des centaines de faits analogues, et ce sont ces
phénomènes inexplicables qu'ils appellent phénomènes
catalytiques.

Ainsi les positivistes veulent expliquer les mystères
des miasmes et des virus par des faits occultes et mys-
térieux, l'inexplicable par l'inexplicable, une hypothèse étiologique surannée par une hypothèse chimique que tous les vrais savants ont déjà mis au rebut.

Nous ne considérons point comme de l'étiologie
sérieuse, les recherches micrographiques qui ont été
faites sur l'atmosphère des marais. Ces recherches,
entreprises dans le but trop évident de trouver le *poison*
de la fièvre intermittente, sont empreintes de trop d'exagération et de trop de légèreté, pour que nous puissions
les accepter comme définitives. Que les micrographes
s'accordent sur le microma producteur de la fièvre intermittente, qu'ils démontrent son existence dans tous les
pays ou règne l'endémie ; qu'ils reproduisent des accès
de fièvre avec le microma dans les régions où la fièvre
intermittente n'existe pas, et ils auront trouvé la véritable condition tellurique des endémies intermittentes
et l'agent producteur de la fièvre dans les organismes
prédisposés à cette maladie.

Théorie des poisons morbides. — Maintenant que nous
avons exposé le rôle des causes externes et celui de la
prédisposition définie ou cause interne, il convient d'exa-

miner l'opinion si universellement acceptée aujour-
d'hui, qui donne aux causes externes un rôle prépondérant, et considère la plupart des maladies comme
des *empoisonnements*. C'est la grande théorie des *poisons
morbides*.

Dans cette théorie toutes les fièvres, toutes les maladies pestilentielles, toutes les maladies contagieuses et
épidémiques, c'est-à-dire les trois quarts des maladies
sont produites par des poisons animaux ou végétaux.

L'esprit, la tendance de cette doctrine étiologique
est de nous ramener à la doctrine ancienne qui con-
sidérait l'homme comme un organisme parfait dont
l'harmonie ne pouvait être troublé que par le monde
extérieur. La maladie résultait toujours d'une cause
externe et de la réaction excitée par l'impression de cette
cause. Or nous avons démontré suffisamment que
l'homme, loin de constituer un organisme parfait, por-
tait dans ses flancs la prédisposition à un certain
nombre de maladies déterminées ; et que les causes
externes n'étaient que des circonstances, des conditions
favorables au développement de ces prédispositions. La
base même sur laquelle repose la théorie des empoisonnements morbides est donc fausse et inacceptable.
Quant à l'expression de *poison morbide* nous la repous-
sons au même titre et par les mêmes raisons que
nous avons repoussé les expressions de *virus* et de
miasmes. Les *poisons morbides* ne représentent point une
substance définie, ils ne répondent qu'à une hypothèse
encore indémontrée, ils ne doivent donc point trouver
place dans une étiologie scientifique.

Les vrais *poisons*, en effet, sont des substances parfaitement définies, ayant des caractères déterminés, isolables, tangibles, pondérables, ayant en un mot tous
les caractères d'un corps distinct de tout autre. Ainsi

quand nous nommons l'arsenic, le cuivre, l'opium, la strychnine, nous nommons des substances ayant une existence incontestée et non pas des hypothèses.

En étiologie ces poisons jouent le rôle de causes externes, c'est-à-dire qu'ils déterminent *toujours* une lésion et une lésion proportionnée à leur nature et à leur dose, que cette lésion soit grossière comme les cautérisations, les brûlures et les inflammations déterminées par les poisons à doses irritantes, et caustiques: l'arsenic, la potasse, les acides concentrés; qu'elle soit plus intime comme l'affaiblissement ou même la mort de tout ou partie du système nerveux, ou la cessation des fonctions des globules du sang, ainsi qu'on l'observe dans les empoisonnements par le curare, la strychnine, l'oxyde de carbone, etc.; qu'elle paralyse le système musculaire comme l'*upas antiar*, toujours les *poisons* véritables, les poisons non métaphoriques produisent une lésion définie, et cette lésion varie suivant la nature et la dose du poison. La disposition individuelle qui, dans la maladie, joue le rôle principal est ici dominée par l'intensité de la cause externe. L'action de cette cause est constante, elle est proportionnelle à ses effets, elle est donc bien réellement la cause de l'empoisonnement; et si les organismes présentent des différences dans leur manière d'être empoisonnés, les différences sont ici tout à fait secondaires.

L'hypothèse des *poisons morbides* est due au grand désir qui tourmente les médecins modernes: se débarrasser de la cause interne. L'étiologie des maladies de cause externe est si simple, si claire, si facile; elle ne conduit à aucune conclusion désagréable, elle ne procède d'aucun théorème philosophique compromettant. De là tous ces efforts pour faire rentrer la pathologie tout entière dans la pathologie externe, de là l'invention des *poisons morbides*, invention malheureuse, invention humiliante, car elle fait tomber l'étiologie dans le monde des hypothèses.

Examinons maintenant les caractères attribués aux *poisons morbides* par les médecins qui les acceptent.

1° *Ils ne sont pas isolables*, par conséquent ils n'ont ni caractère physique, ni caractère chimique déterminé, ils sont donc jusqu'à présent des substances par hypothèse. Les naïfs croiront peut-être que le poison de la syphilis, celui de la variole et de la vaccine sont isolables puisqu'on peut les tenir au bout d'une lancette. Il ne faut pas leur laisser cette illusion. Au bout de la lancette, vous avez du sérum, de l'albumine et quelques sels, mais le *poison* n'a jamais pu être isolé du liquide inoculable ; ce prétendu poison n'est qu'une propriété du liquide inoculable. Le poison morbide n'est donc pas sorti du monde des hypothèses. Aussi, dans les traités les plus récents de pathologie interne, voit-on stéréotypée à propos de toutes les maladies cette phrase d'une humilité incommensurable : la fièvre typhoïde due à un poison inconnu, la scarlatine à un poison inconnu, la suette à un poison inconnu, etc., etc. Pourquoi dites-vous que la cause de ces maladies est un poison puisque vous avouez que cette substance est inconnue?

2° Les poisons morbides ne produisent point une lésion constante et proportionnelle à leur dose. Le vaccin le plus connu et le plus fréquemment employé de ces prétendus *poisons* ne s'inocule pas à tous les sujets ; pendant bien des années il ne s'inocule pas une seconde fois au même sujet. Le vaccin produit est aussi bon avec une quantité impondérable de vaccin qu'avec 1 kilog. de ce liquide. Est-ce que tout le monde a

la suette, la scarlatine, la coqueluche, la fièvre typhoïde,
le choléra, etc., etc.? Quelqu'un a-t-il pesé le poison
nécessaire pour produire ces maladies?

D'où nous concluons que les poisons morbides n'existent
pas comme substance définie; ils n'ont pas les propriétés
des véritables poisons; donc ils représentent simplement
une métaphore. Les médecins *positivistes* peuvent bien
les garder dans leurs bagages scientifiques, mais jamais
ils n'entreront dans l'étiologie expérimentale et vrai-
ment positive, qui est habituellement le contre-pied de
l'étiologie des élèves de Comte.

Conclusion. — On comprend maintenant le rôle des
causes externes et celui de la *prédisposition définie* dans
la production des maladies. La prédisposition définie
est absolument nécessaire au développement de la maladie, et sans elle pas de maladie malgré les causes externes les plus énergiques.

Les causes externes d'une certaine catégorie (les causes déterminantes: influences endémiques, inoculation)
sont nécessaires à la production de la maladie, et sans
elle la prédisposition reste stérile. Ainsi pas de syphilis
spontanée, pas de fièvre jaune à Paris, etc.

Les causes externes banales (les occasionnelles et
les prédisposantes) sont plus ou moins importantes suivant l'espèce morbide mais ne sont jamais nécessaires,
c'est-à-dire que la maladie peut se développer même en
leur absence.

L'étude des passions, ces maladies morales de
l'homme, fait admirablement comprendre la doctrine
étiologique que nous venons d'exposer.

Le vin ne fait pas l'ivrogne, l'or ne fait pas le voleur.
C'est la disposition psychologique de l'homme qui est la
cause véritable des passions. Les circonstances exté-

rieures ne jouent ici que le rôle d'*occasion*, celui de causes externes. Le vin le plus délicieux n'éveillera aucun désir chez certains hommes qui n'aiment pas le vin, tandis que l'ivrogne boit avec excès les alcools les plus détestables. L'adage *c'est l'occasion qui fait le larron* est donc faux ; l'occasion ne fait rien sans la disposition intérieure.

C. — *Des causes pathologiques.*

Aujourd'hui on donne le nom de *causes pathologiques* soit au rapport de succession qui existe entre deux maladies comme entre la rougeole et la scrofule, la fièvre typhoïde et le choléra, l'éclampsie de la dentition et l'épilepsie, la scarlatine et l'albuminurie, etc., soit au rapport de causalité entre deux affections: l'ulcération intestinale et la péritonite ; l'affection des valvules du cœur (rétrécissement ou insuffisance) et l'hydropisie ; l'oblitération des artères et la gangrène ; le cancer et la phlébite ou le cancer et les névralgies, etc.

Dans la première catégorie de faits, quand une maladie prépare la voie et ménage l'explosion d'une autre maladie, la *cause pathologique* joue le rôle de toutes les causes externes. C'est-à-dire qu'elle favorise l'action d'une prédisposition définie. Ainsi tous les rubéoleux ne deviennent pas scrofuleux, tous les typhoïdes ne tournent pas au choléra, tous les éclamptiques ne sont pas épileptiques, tous les scarlatineux, albuminuriques ; mais seulement les individus prédisposés à la scrofule, au choléra, à l'épilepsie, à la maladie de Bright.

Ces causes pathologiques agissent comme le froid humide, les excès et toutes les causes occasionnelles ou prédisposantes banales.

Les maladies qui jouent ce rôle de causes pathologiques ont souvent pour caractère spécial de se manifester par des affections qui, soit par leurs symptômes, soit par leur siége, ont quelque chose de commun avec la maladie dont elles déterminent la naissance. Ainsi il est facile de saisir l'*accident commun* entre la bronchite de la rougeole et la phthisie, entre l'ophthalmie rubéoleuse et l'ophthalmie scrofuleuse, entre la diarrhée typhoïde et le choléra, et même entre la congestion rénale, si fréquente dans la scarlatine et l'albuminurie. Mais cet *accident commun* n'existe pas toujours, ou au moins n'est pas toujours visible. Ainsi quel rapport de siége existe-t-il entre la rougeole et la méningite tuberculeuse, ou le mal de Pott, ou la tumeur blanche? Et cependant ces affections scrofuleuses se développent souvent après la rougeole.

En résumé, dans cette première catégorie de faits, la cause pathologique joue le rôle de cause externe occasionnelle.

Dans la seconde catégorie nous voyons qu'au cours d'une maladie les lésions s'enchaînent avec les lésions et qu'elles sont *causes* les unes des autres. Ainsi il est incontestable que la perforation intestinale est *cause* de péritonite, que l'oblitération artérielle est *cause* de gangrène; l'oblitération veineuse *cause* d'hydropisie; l'irritation ou la destruction d'un tronc nerveux *cause* de névralgie ou de paralysie; l'insuffisance ou le rétrécissement des orifices du cœur *cause* d'abord de l'hypertrophie; puis, plus tard, *cause* du défaut d'équilibre entre la pression veineuse et artérielle, d'où l'albuminurie, l'hypertrophie du foie, l'ictère, l'hydropisie, etc. De même l'altération du sang, propre à la chlorose, est *cause* des palpitations et de beaucoup de souffrance chez les chlorotiques; l'altération du sang dans le scorbut et le purpura devient *cause* d'hémorrhagie.

On le voit, les lésions des solides et des liquides jouent évidemment dans les maladies le rôle de *causes* vis-à-vis d'un très-grand nombre d'affections, et c'est en se basant sur ces faits que les organiciens, humoristes et solidistes, ont établi leur doctrine étiologique, doctrine dont il nous reste à faire l'exposé critique pour compléter l'étiologie générale.

La *doctrine organicienne* qui attribue toutes les maladies à une lésion primitive des solides ou des liquides a eu un grand retentissement, et malgré les réfutations qui en ont été faites, on doit dire que cette doctrine a encore une influence considérable.

L'étiologie organicienne a pour elle d'abord la simplicité et la clarté. Quoi de plus simple et de plus clair que d'expliquer la fièvre typhoïde par une altération primitive du sang ; la pneumonie par l'hépatisation pulmonaire ; les abcès métastatiques par la résorption du pus ? Puis quelle supériorité sur toutes les autres doctrines étiologiques ! L'organicien fait toucher du doigt et voir des yeux la *cause* de la maladie ;... à moins pourtant qu'il ne s'agisse d'une altération du sang encore inconnue. Alors dans ce cas on en appelle à l'avenir.

Mais l'étiologie organicienne a contre elle d'être un pur sophisme, elle prend pour *cause* ce qui est *effet*, les altérations des solides et des liquides sont des *lésions ;* or les lésions sont une partie de la maladie et non la cause de la maladie. L'hépatisation du poumon est la lésion de la pneumonie comme le mouvement fébrile en est le symptôme, mais elle n'en est pas la cause ; l'altération du sang dans la fièvre typhoïde est aussi une lésion, c'est-à-dire un effet de la maladie. Les lésions expliquent quelques symptômes, il ne faut pas le nier ; l'hépatisation du poumon explique les crachats sanguinolents, les signes stéthoscopiques, *peut-être* l'augmentation de

fibrine dans le sang; mais elle n'explique pas l'ensemble
de la maladie, elle n'est proportionnée ni au mouvement
fébrile ni à son intensité ; elle ne le précède pas ; et
presque toujours elle lui survit.

Mais, si nous quittons le terrain des phlegmasies, où la
lésion joue un rôle considérable, pour entrer dans celui
des fièvres, où les lésions sont multiples, il n'y a plus
même apparence d'explication de la maladie par la lésion.
Les solidistes veulent expliquer la fièvre typhoïde par
la lésion des plaques de Peyer; les humoristes par l'altération primitive du sang; mais ces lésions expliquent
à peine quelques symptômes. Alors on est obligé de faire
intervenir la grande hypothèse des *poisons morbides*, c'est-
à-dire le monde des métaphores et des explications
fantaisistes, et par cela même la doctrine organicienne se
trouve naturellement rejetée en dehors du terrain scientifique.

Il y a une objection plus sérieuse encore contre la théorie
de la lésion cause de la maladie, c'est que personne n'a
jamais démontré que ces lésions fussent primitives. Qui
a vu et décrit l'altération du sang qui précède la fièvre
thyphoïde, le scorbut, la chlorose, le rachitisme, etc.?
N'est-ce pas sur des typhoïdes, des scorbutiques, des
chlorotiques et des rachitiques qu'on a pris le sang qui
a servi à contater ces altérations? or si le sang provient
de sujets déjà malades, comment démontrer que l'altération est primitive? Toujours l'hypothèse à la place de
l'expérimentation et de l'observation.

L'organicisme pour faire prévaloir sa doctrine étiologique a donc trois choses à faire : premièrement, rechercher dans les maladies la lésion principale, la lésion cause, ce qui n'est pas facile pour les maladies à
lésions multiples ; deuxièmement, démontrer que cette
lésion est bien *primitive*, car une cause doit nécessairement

exister avant son effet ; troisièmement, enfin, elle devra rechercher les conditions étiologiques qui produisent les lésions primitives, c'est-à-dire faire l'étiologie de la lésion comme nous avons fait l'étiologie de la maladie. Jusque-là nous sommes autorisés à dire que l'étiologie organicienne est simple et claire comme un roman dans lequel toutes les difficultés sont levées par la baguette magique de la métaphore et de la fantaisie.

Les lésions jouent donc le rôle de causes vis-à-vis d'autres lésions ou vis-à-vis de certaines affections, mais non pas vis-à-vis de la maladie dont elles sont un effet au même titre que les symptômes.

L'action de la seconde catégorie de causes *pathologiques* est tout à fait comparable à celle des causes externes dans la production du traumatisme, ainsi elles sont bien réellement cause des autres lésions, c'est-à-dire que l'effet suit fatalement la présence de la cause et lui est proportionnel ; toujours une oblitération artérielle amènera une gangrène et une gangrène proportionnée au degré de suppression de la circulation. Il en est de même de l'hydropisie qui suit l'oblitération d'une veine ou de la paralysie qui résulte de la compression ou de la destruction d'un rameau nerveux. Dans les phénomènes plus complexes qui suivent les insuffisances du cœur ou les perforations intestinales, l'organisation individuelle, le tempérament morbide réagissent bien différemment dans chaque cas particulier, mais la lésion est toujours produite à un certain degré.

Pour résumer en un exemple tout le mécanisme de l'étiologie positive, si on demande quelle est la cause de l'hydropisie dans les maladies du cœur, nous répondrons: la lésion valvulaire ; la cause de la lésion val-

vulaire est une endocardite rhumatismale (nous pre-
nons le cas le plus fréquent); la cause de l'endocardite
rhumatismale est la maladie appelé rhumatisme, et la
cause du rhumatisme est la *prédisposition définie*.

Des sympathies. — C'est le résultat du *consensus* qui
existe normalement entre certains organes, en sorte
que l'impression ressentie par l'un d'eux excite une
action dans les autres. Les sympathies sont physiologiques ou morbides : l'action de l'éternuement par l'ex-
citation de la pituitaire, du vomissement par l'excita-
tion de l'arrière-gorge, sont des exemples de sympathie
physiologique.

Le vomissement dans les affections cérébrales, la
douleur du genou dans les affections de la hanche, les
convulsions dans les affections vermineuses, sont des
exemples de sympathies pathologiques.

Les unes et les autres sont tout simplement des actions
réflexes.

En résumé, nous concluons que les agents extérieurs
à l'homme, les causes externes palpables et matérielles
peuvent produire des lésions mais non des maladies ;
que l'homme apporte en naissant des dispositions à contracter un nombre déterminé de maladies.

C'est par la *prédisposition définie* que les maladies se
développent dans le cours de l'existence : les unes
fatales, sont indépendantes de toutes causes exernes ; les
autres aléatoires, peuvent ou non se développer suivant
que l'individu subit ou ne subit pas l'action des causes
externes ; un certain nombre (les maladies inoculables
et les maladies endémiques par exemple) n'éclatent
que si le sujet est soumis à cet ordre de causes externes
que nous avons appelées *déterminantes*.

Il nous reste maintenant à donner la signification d'un certain nombre de termes employés quelquefois en étiologie et dont nous n'avons pas eu encore l'occasion de parler. Quelques auteurs distinguent des causes *principales* et *accessoires, positives* et *négatives, physiques, chimiques* et *physiologiques, occultes; prochaines* et *éloignées.*

La plupart de ces expressions se comprennent d'elles-mêmes. Elles désignent toutes, du reste, des *causes externes.* Les causes *principales* sont les circonstances qui ont la plus grande part dans le développement de la maladie, et les *causes accessoires* celles qui ont une part moindre. Ainsi, dans la phthisie, par exemple, les excès vénériens seraient une cause principale et un refroidissement une *cause accessoire.* Les *causes négatives* sont celles qui consistent dans la soustraction des choses nécessaires, comme la privation d'aliments par exemple. Les *causes positives* sont toutes les autres causes. Les *causes physiques* sont les circonstances qui agissent d'après les lois de la physique : la chaleur, l'électricité, presque toutes les causes de traumatisme. Les *causes chimiques* désignent les actions chimiques appliquées à notre organisme. Certaines brûlures et l'action directe et primitive des poisons. Les causes *physiologiques*, mauvaise expression qui doit être entièrement supprimée, puisque toutes les causes agissant sur l'homme vivant, supposent nécessairement une réaction vitale et par conséquent *physiologique.* Les *causes occultes* sont les causes inconnues : « ce sont, par exemple, certaines qualités inappréciables de l'atmosphère auxquelles serait dû le développement des épidémies » (Chomel). Les *causes éloignées :* ce terme n'a pas d'autre sens que celui de cause prédisposante. La *cause prochaine* est, d'après Chomel, « le changement intime qui forme l'essence de la maladie.» Historiquement la cause prochaine n'est pas autre chose

que la cause hypothétique à l'aide de laquelle on se
propose d'expliquer la nature intime de la maladie ;
ainsi, dans la théorie des quatre humeurs, la cause prochaine était l'*altération d'une des humeurs* cardinales ;
pour les organiciens, c'est la *lésion ;* pour Broussais,
c'était l'*irritation*. La cause prochaine de la pleurésie a
été tour à tour l'altération de la bile, l'irritation de la
plèvre ou l'épanchement pleurétique; la cause prochaine
de la scrofule, une altération de la lymphe ou une irritation du système lymphatique, ou les lésions multiples
qui caractérisent cette maladie. En d'autres termes, la
cause prochaine est ou une hypothèse, ou la lésion
même de la maladie : c'est-à-dire son produit, son
effet. Nous ne conserverons donc pas dans l'étiologie
positive l'expression *cause prochaine*.

CHAPITRE XI.

La thérapeutique est cette partie de la médecine qui s'occupe du traitement des maladies. Elle utilise et elle applique les autres branches des sciences médicales et est comme le couronnement de l'*art de guérir*. La thérapeutique, s'appuyant sur la pathologie et sur la physiologie, devait nécessairement offrir le reflet de toutes les doctrines médicales; aussi on peut dire que, jusqu'à ces derniers temps, aucune branche de la médecine n'a offert un plus triste assemblage de symptômes contradictoires et d'hypothèses absurdes. La théorie des quatre humeurs nous a laissé la *médication évacuante*, celle de l'irritation la *médication antiphlogistique*, les iatrochimistes ont rempli la thérapeutique de leurs préceptes sur les *médications acides et alcalines ;* les solidistes nous ont doté de la médication *antispasmodique;* les spécificiens ont trouvé les *médications spécifiques*. Les médecins, qui expliquent les maladies par l'abaissement de la vitalité, ont préconisé la *médication tonique et reconstituante*. Ceux qui croient aux poisons morbides et aux *microzoaires* ont inventé les médications *antiseptiques*.

On le voit, toutes les théories, tous les systèmes, disons le mot, toutes les extravagances, qui encombrent l'histoire de la médecine, se retrouvent en thérapeutique et font de cette science un composé monstrueux, qui a longtemps servi à défrayer la verve des satiriques. Aussi, les médecins, dégoûtés des contradictions et des incertitudes de la thérapeutique, se sont rejetés, les uns dans l'*empirisme pur*, les autres dans le *scepticisme* et la *médication expectante*.

Pour déblayer la thérapeutique des ronces de l'hypothèse et des contradictions des systèmes, pour en faire une science applicable et utile, il fallait y porter d'une main ferme la méthode expérimentale, c'est ce qu'ont fait les réformateurs du siècle dernier, à la tête desquels il faut citer J. Hunter et Hahnemann. C'est ce que font aujourd'hui les médecins de toutes les écoles. Arriver à la connaissance positive de l'action des médicaments par l'expérimentation sur l'homme sain et sur les animaux ; préciser les indications de ces médicaments, non pas en tenant compte de la cause prochaine et de la nature à jamais inconnue des maladies, mais en se basant sur l'ensemble des symptômes et des lésions toujours justifiables de l'observation ; s'en référer en dernier ressort à la clinique pour justifier ou infirmer les indications posées, voilà la thérapeutique positive et expérimentale, celle qui ne présente plus ni obscurité, ni contradiction, et celle dont les travaux incessants de notre époque feront disparaître peu à peu les lacunes et les inconnues.

L'étude de la thérapeutique se subdivise naturellement en trois grands chapitres : l'étude des agents thérapeutiques, l'étude des règles qui président au choix et à l'application de ces agents thérapeutiques, et enfin l'étude de chacun des groupes naturels constitués par l'association des différentes catégories d'agents thérapeutiques et des lois qui président à leur administration.

Les agents thérapeutiques sont *pharmaceutiques :* ce sont les médicaments proprement dits, ou non pharmaceutiques. Cette dernière catégorie comprend l'application de la main ou *chirurgie*, de l'*électricité*, des *eaux minérales*, de l'*eau froide* et des différents *agents hygiéniques*.

Les règles qui président au choix et à l'administration des agents thérapeutiques sont connues sous le nom de lois des *indications* et des *contre-indications ;* nous verrons que ces lois sont *hypothétiques, empiriques* ou *positives*.

Les groupes naturels constitués par l'association des différentes catégories d'agents thérapeutiques et des lois qui président à leur administration constituent les *médications :* médications *pharmaceutiques*, médications *chirurgicales, électriques, hydrothérapiques, thermales*, etc. Ces médications se subdivisent elles-mêmes en un grand nombre de catégories : médications *altérantes, évacuantes, dérivatives, antiphlogistiques, toniques*, etc., etc., les unes positives, les autres purement hypothétiques.

Avant de passer à l'étude détaillée des médicaments, des indications et des médications, nous devons rappeler que la thérapeutique présente trois divisions principales : *thérapeutique curative, thérapeutique palliative*, et *prophylaxie*.

La thérapeutique *curative* est celle qui se propose pour but la guérison des maladies.

La thérapeutique *palliative* s'emploie à défaut de la précédente ; elle a pour but de soulager les malades quand notre art ne peut guérir. Elle a malheureusement un rôle encore beaucoup trop vaste ; elle a donc une importance considérable, puisqu'elle permet d'adoucir les souffrances des maladies que nous ne savons pas guérir. Cette thérapeutique a des procédés et des règles propres ; nous les indiquerons à mesure qu'ils se présenteront dans la suite de cette étude.

La *prophylaxie* a pour but de prévenir les maladies.
C'est donc la partie la plus précieuse de la thérapeutique. Malheureusement c'est une science encore peu
avancée ; elle emploie quelquefois des médicaments,
mais le plus souvent elle n'use que des moyens hygiéniques. L'étiologie est la source principale des connaissances positives en prophylaxie, et elle permet au
médecin de fixer avec certitude quelles sont les conditions étiologiques qu'il faut fuir pour éviter telle maladie déterminée. Exemple : la prophylaxie du scorbut
repose sur la connaissance de ce fait que cette maladie
est toujours produite par l'absence de légumes verts et
de fruits ; la durée et la nécessité des *quarantaines* reposent sur la connaissance exacte de la contagion et
de la durée d'incubation de certaines maladies ; la prophylaxie *vaccinale* a pour base ce fait étiologique que
la variole ne sévit habituellement qu'une fois sur le
même individu, au moins pendant un certain nombre
d'années.

Telle est la prophylaxie positive, mais il y a à côté
de cette science une prophylaxie hypothétique, qui consiste à administrer aux sujets qui portent les signes
d'une prédisposition morbide déterminée des médicaments destinés à combattre la cause prochaine de ces
maladies, ainsi de prétendus *toniques* ou *dépuratifs* contre
des maladies qui viendraient de faiblesse ou de cor-
ruption des humeurs, etc.

ARTICLE A. — DE L'AGENT THÉRAPEUTIQUE.

L'agent thérapeutique est le moyen dont se sert le
médecin pour modifier les maladies.

Les agents thérapeutiques se subdivisent naturellement en deux classes : l'*agent pharmaceutique* ou *médica-*

ment proprement dit, et l'agent non pharmaceutique précédemment énuméré : électricité, froid, moyens hygiéniques, etc., etc.

§ 1. *Du médicament.* — L'étude du médicament constitue cette partie de la thérapeutique qui a reçu le nom de *matière médicale*.

Le médicament est une substance appartenant à l'ordre animal, végétal ou minéral, qui, administrée à un organisme vivant, a la propriété de déterminer un ensemble de lésions et de troubles fonctionnels spéciaux. On le voit, la définition du médicament ressemble à la définition de la maladie. C'est qu'effectivement les maladies ont de l'analogie avec les phénomènes produits par les médicaments, et les plus énergiques d'entre eux, administrés à des doses suffisamment fortes, produisent même toute une classe de maladies : les empoisonnements.

On a dit que la même définition convenait aux poisons et aux médicaments ; que les médicaments étaient des poisons, et que toute la différence était dans la dose. Cette opinion est exagérée, et nous enseignons qu'indépendamment des doses il y a des substances essentiellement toxiques, et d'autres qui ne le sont pas ; que le charbon, le soufre, le fer, qui sont des médicaments d'une grande valeur, ne méritent pas le nom de poisons et ne peuvent être comparés ni au cuivre ni à l'arsenic, ni à l'acide prussique.

1° *Classification des médicaments.* — On a essayé bien des fois de classer *les médicaments* d'après l'analogie de leur action ; mais toutes ces classifications sont artificielles et hypothétiques. Qu'est-ce, en effet, que la classe des *antiphlogistiques*, des *antispamodiques*, des *toniques?* Ce sont là des divisions complètement hypothé-

tiques. L'*aconit*, qui est classé parmi les antiphlogistiques, n'est-il pas un aussi bon antispasmodique que
l'asa fœtida et la valériane, puisqu'il guérit les névralgies? La *digitale*, qui ralentit le pouls et abaisse la température comme l'aconit, et qui est placé à côté de lui
dans la classe des antiphlogistiques, n'est-il pas un
véritable tonique quand il est administré à un malade
atteint d'une insuffisance mitrale? Est-ce que la circulation ne se relève pas sous son influence, et, par
suite, est-ce que les forces animales et végétatives n'en
sont pas considérablement augmentées? La classe des
toniques est tout aussi artificielle. Est-ce que le quinquina et le fer sont des toniques pour les phthisiques
auxquels ils donnent de la diarrhée et des hémoptysies?
Ils sont toniques quand ils sont administrés convena-
blement et quand ils guérissent. Nous avons vu dans
quel cas la digitale devenait tonique. Il en est de même
de l'iode dans la scrofule, du mercure dans la syphilis.
Tout médicament qui guérit est tonique, parce que le
retour à la santé est en même temps le retour des forces.
Mais il n'y a point de médicaments qui méritent absolument le nom de *toniques*.

Si, au lieu de prendre les vertus hypothétiques des
médicaments pour base de classification, on s'appuie
sur leurs actions physiologiques, la multiplicité de ces
actions devient un obstacle à leur classement. Ajoutons
qu'il reste encore tant de phénomènes mal étudiés dans
la matière médicale expérimentale, qu'il faut, quant à
présent du moins, renoncer à une classification naturelle. Sans doute, les essais tentés pour classer les médicaments d'après la localisation de leur action : médicaments du cœur, du cerveau, du système musculaire, a
quelque chose de séduisant ; mais ces classifications sont
encore fort imparfaites.

Ainsi, la *digitale*, qui est le type des médicaments du cœur, agit sur le cerveau, sur l'intestin, et sur la matrice; la *belladone*, médicament du cerveau, agit sur la gorge et sur la peau; le *venin du crapaud*, qui tue les muscles, agit sur le cerveau et le stupéfie. Encore nous ne citons que les effets généraux; car on peut dire que la digitale et la belladone, que nous avons prises principalement pour exemple, agissent sur tous les systèmes, sur toutes les fonctions.

Nous concluons donc que la seule classification possible en ce moment est la classification par ordre alphabétique, qui, nous le savons, n'en est point une; mais qui, au moins, a cet avantage de n'introduire dans le sujet aucune hypothèse.

2° *Sources de nos connaissances sur l'action des médicaments.*— Les sources de nos connaissances sur l'action des médicaments sont multiples; mais une seule est légitime; c'est l'expérimentation sur un organisme sain. En dehors de ce mode de connaissances, nous ne trouvons que données incertaines, fausses ou hypothétiques. Le goût, l'odeur, la couleur, la forme des médicaments sont des sources tout à fait insuffisantes pour dévoiler son action. Ainsi, l'*amertume* d'une substance ne nous fait rien connaître sur ses propriétés, et c'est à tort qu'on a fait une classe des *amers*. Quelle analogie d'action y a-t-il entre l'aloès, le pissenlit, l'artichaut, le quinquina et la noix vomique, par exemple? Toutes ces substances sont amères, extrêmement amères même. La première agit surtout sur l'intestin, une autre sur la moelle épinière, une autre sur l'intermittence, d'autres sur les pneumatoses. Une école a voulu tirer de la forme, de la couleur et des autres propriétés physiques des médicaments la connaissance de leur mode d'action. C'est le système *des signatures*, ainsi appelé parce que les médicaments porteraient dans leur aspect le *signe* de leur valeur thérapeutique. Ainsi, la *grande chélidoine*, dont le suc est jaune, conviendrait dans l'ictère ; la *vipérine*, qui a des taches comme la vipère, est bonne contre les piqûres de serpents, etc., etc. Nous ne doutons pas qu'après coup on ne trouve des *signes* qui justifient l'action de la digitale sur le cœur, du veratrum sur l'intestin ; mais nous doutons fort que cette méthode fournisse un seul médicament à la matière médicale positive, et nous ne voyons dans cette prétendue science qu'un ingénieux enfantillage.

La *tradition*, dont les sources sont si multiples : expériences incomplètes, hasard, souvenirs d'une science antérieure, contient des notions précieuses sur l'action des médicaments. Mais c'est un grand fleuve qui charrie côte à côte les erreurs et les vérités, et c'est encore l'expérimentation sur l'homme sain qui seule peut séparer l'or pur des actions positives du limon des actions hypothétiques des médicaments.

En résumé, l'expérimentation sur l'homme sain et sur les animaux est la seule source légitime de nos connaissances de l'action des médicaments.

Pour avoir ces actions au complet, il faut administrer le médicament à toutes doses et pendant longtemps. Autrement, on ne possède qu'une partie du tableau. Il faut encore expérimenter sur un certain nombre d'individus ; parce que, dans l'état de santé, les organismes ne ressentent pas d'une manière identique les actions médicamenteuses. Sans doute, les actions brutales produites par les poisons violents, administrés à haute dose, triomphent des différences individuelles et produisent des effets identiques. Ainsi, l'empoisonnement aigu par l'*arsenic* présente un tableau toujours identique, au moins dans ses traits principaux ; mais les symptômes produits par les petites doses continuées longtemps sont variables chez les sujets différents, et l'empoisonnement chronique par l'arsenic, bien qu'il ait toujours un fonds commun, offre de grandes variétés. Certains sujets présentent les éruptions cutanées, d'autres la blépharite, d'autres les douleurs, d'autres les paralysies, etc., etc.

Les différences sont encore plus considérables pour les petites doses de substances moins énergiques, et là il faut des expérimentations très-multipliées. On rencontre alors certains organismes particulièrement impressionnables, des *sujets réactifs*, si on peut parler ainsi, qui ressentent très-vivement l'action des médicaments et permettent d'en compléter l'histoire.

3° *Comment les médicaments agissent-ils dans les maladies?* — Nous avons vu, au chapitre de l'étiologie, que c'est l'organisme lui-même qui fait la maladie, avec ou sans le concours des causes externes ; de même, c'est l'organisme qui guérit, avec ou sans le concours des médicaments : *Natura medicatrix*. Il faut bien comprendre ceci : les médicaments ne sont point des agents tout-puissants, capables de saisir la cause interne et de l'anéantir ou de l'expulser, et, par conséquent, de guérir la maladie par leurs propres vertus. Non, nous n'avons pas cette puissance sur les organismes vivants. Et comme tous les agents morbides demeurent impuissants si la *prédisposition* fait défaut, de même tous les agents médicamenteux sont vains devant les répugnances de la nature : *Natura repugnante omnia vana.* Nous ne guérissons, en un mot, que les maladies qui guérissent naturellement, et notre intervention toute modeste consiste à incliner la nature là où elle tend : *Quo natura vergit eo ducendum.*

Le médecin, en thérapeutique, n'est donc que le serviteur de la nature : *Medicus minister et interpres*, et non
son dominateur. Les agents médicamenteux sont des
substances capables de susciter dans l'organisme un
mouvement; et tout l'art de la thérapeutique consiste à
susciter ce mouvement dans un sens favorable.

Le médicament, en effet, est toujours un agent extérieur à l'organisme, et son action dans la guérison des
maladies est tout à fait comparable à l'action des causes
externes dans leur production.

De même qu'en étiologie, c'est l'opportunité de la
cause externe qui fait toute sa puissance, de même
aussi l'opportunité fait toute l'efficacité du remède.
L'opportunité de la cause externe, c'est sa rencontre
avec une disposition imminente à la maladie que cette
cause peut déterminer. Ainsi le refroidissement et l'allaitement prolongé ont une puissance : le premier pour
produire une pneumonie, le second une phthisie qui est
en rapport, non pas avec la violence du refroidissement
ou la longueur de l'allaitement, mais avec la disposition actuelle du sujet à contracter une pneumonie ou
une phthisie. De même, le mercure et l'arsenic ont
pour guérir, soit la dysentérie, soit la fièvre intermittente, une puissance qui est en rapport, non avec leur
violence d'action, non avec leur dose, mais avec l'état
particulier du malade, qui le rend plus ou moins propre
à être guéri par le mercure ou par l'arsenic. Si cette
opportunité n'existe pas, il ne faut ni insister, ni augmenter les doses, il faut chercher un médicament plus
approprié.

Donc, à cette question : Comment agissent les médicaments? nous répondons qu'ils suscitent des mouvements, des modifications dont l'organisme s'empare et
qu'il utilise pour la guérison des maladies. L'action

des médicaments dans la cure des maladies est comparable à l'action des causes externes dans leur production.

4° *Du mode d'administration des médicaments.* — Les médicaments peuvent être administrés par bien des voies différentes : par la bouche, par le rectum, par le poumon, par la peau et par inoculation. Ce dernier mode a pris une grande extension dans la thérapeutique moderne, et on lui a donné un nom particulier, c'est la *méthode hypodermique.*

a. *Par la bouche.* — C'est le mode usuel d'administration des médicaments. C'est aussi le plus commode pour le malade. Il est applicable à tous les médicaments, les venins exceptés.

Dans ce mode d'administration, le médicament est absorbé par la muqueuse stomacale; l'absorption est donc à la fois rapide et sûre.

Les médicaments qui ne troublent pas la digestion peuvent être administrés en mangeant; les autres ne doivent être donnés que pendant la vacuité de l'estomac. Les médicaments à très-petites doses peuvent être pris indifféremment, soit pendant la digestion, soit pendant la vacuité de l'estomac.

Les venins et le curare, qui est un venin, subissent dans l'estomac un travail qui les rend à peu près inertes.

b. *Par le rectum.* — Les médicaments sont habituellement dissous dans une petite quantité de véhicule et administrés sous forme de lavement. Ils sont absorbés par la muqueuse rectale et agissent très-bien, seulement ils ne sont pas toujours complètement gardés.

Ce mode est donc moins sûr que le précédent, c'est

cependant une ressource quand les médicaments ne peuvent pas être administrés par la bouche.

Incorporés à un corps gras et sous forme de suppositoire, les médicaments peuvent encore être administrés par la muqueuse rectale.

c. *Administration par le poumon.* — Les médicaments sous forme gazeuse, et peut-être aussi sous forme de pulvérisation, peuvent seuls être administrés par cette voie. L'absorption est extrêmement rapide par le poumon. C'est cette voie que l'on choisit pour administrer l'éther, le chloroforme et la plupart des eaux minérales. Les salles d'*inhalation* répondent à ce mode d'administration.

Toutes les membranes muqueuses peuvent servir de voie à l'introduction du médicament dans l'organisme. Les applications locales sur la *muqueuse oculaire*, sur la *muqueuse buccale* sont très-usitées.

d. *Administration par la peau.* — Ce mode est usité pour les pommades, les liniments et onctions, et pour les médicaments dissous dans l'eau sous forme de bains.

L'absorption par cette voie est fort limitée. Certains auteurs l'ont même niée complètement ; mais il suffit de rappeler les effets produits par l'onguent mercuriel et par la pommade au sulfate de quinine pour démontrer la possibilité de l'absorption par la peau. Les bains au sublimé et la plupart des bains médicamenteux ont une action incontestable.

Les médicaments peuvent donc être administrés par la peau, mais seulement il faut se rappeler que cette voie ne laisse pénétrer dans l'organisme que des doses très-faibles.

e. *Administration par inoculation.* — *Méthode hypodermique.* — Ce mode d'administration a pris de nos jours

une grande extension, et on l'a décoré du titre pom-
peux de *médication hypodermique*. Ce n'est pas là une
médication, mais simplement un mode d'administration
des médicaments; mode d'administration qui s'applique
à toute la thérapeutique; à la thérapeutique palliative
quand on injecte une solution de morphine pour calmer
les douleurs ; à la thérapeutique curative quand on
injecte du sulfate de quinine contre la fièvre intermittente ou du mercure contre la syphilis.

Cette voie d'absorption est de toutes la plus sûre et la
plus rapide. Le procédé consiste à introduire, à l'aide
d'une seringue de Pravaz, un certain nombre de gouttes
d'un liquide médicamenteux titré. Il faut savoir que les
doses administrées par la méthode hypodermique doivent être moins fortes que celles qui sont administrées
par la bouche, et toujours se rappeler qu'il y a eu déjà
quelques accidents mortels causés par des injections
d'atropine trop fortes.

Autrefois on introduisait les médicaments sous l'épiderme, soit à l'aide de mouchetures, soit en soulevant
l'épiderme au moyen d'une vésication; mais la seringue de Pravaz est à la fois et plus prompte et plus
sûre.

Les médicaments peuvent encore être introduits directement dans les veines et dans les cavités closes (les
séreuses), mais ce mode d'administration est entouré
de périls qui doivent le faire proscrire, excepté dans
quelques cas déterminés où les cavités closes malades
ont besoin d'être modifiées par des applications directes,
d'où la légitimité et les bienfaits des injections iodées,
chlorurées, alcooliques, etc., etc.

f. *Applications locales.* Ce mode d'administration des
médicaments constitue un chapitre fort important de

la thérapeutique. Il comprend les collyres, collutoires, gargarismes, cataplasmes, et toutes applications *loco dolenti*.

Ce mode d'administration répond, soit à une indication positive, soit à une indication empirique : l'application de l'opium sur un point douloureux, l'usage de collyre ou de gargarismes propres à modifier l'inflammation dans le traitement des angines et des ophthalmies.

Un certain nombre de médecins ont l'habitude d'administrer simultanément le même médicament *intus* et *extra*, par l'absorption générale et par l'absorption locale. Nous croyons que le plus souvent c'est là un luxe inutile, et par conséquent un ennui de plus pour le malade. Ce mode d'application n'est justifié que lorsqu'il est possible de toucher véritablement la partie malade.

5° *De la dose en posologie.* — Les médicaments doivent être administrés à toutes doses. Ces doses varient avec le médicament, avec la maladie, et avec le but que le médecin se propose d'atteindre.

Si c'est l'*action physiologique* qui est indiquée, il faut administrer les médicaments à une dose suffisante pour développer cette action physiologique. Ainsi, dans l'inertie de la matrice, le seigle ergoté doit être administré à la dose moyenne de 50 centigrammes tous les quarts d'heure, jusqu'à ce que les contractions de la matrice soient revenues. Certains pathologistes ont même recherché l'*action toxique*, et dans ces cas particuliers la dose doit être encore plus forte que lorsqu'on recherche simplement l'action physiologique.

Dans les obstructions intestinales, la belladone et le abac sont quelquefois administrés à *dose toxique*.

Dans la thérapeutique *palliative*, quand il s'agit de faire disparaître un symptôme douloureux ou de remédier à un accident qui menace immédiatement la vie, le médicament s'applique le plus souvent suivant la loi des contraires, et doit être donné à fortes doses. Ainsi l'opium, ce roi des palliatifs, doit être administré à des doses fortes, et même croissantes quand il s'agit de calmer une douleur. De même, toutes les médications palliatives de l'anasarque reposent sur l'administration de fortes doses de substances purgatives ou diurétiques.

Lorsque le thérapeutiste recherche l'action *curative* d'un médicament, c'est habituellement une dose extrêmement petite qui convient le mieux. L'arsenic, la noix vomique, la belladone, par exemple, sont prescrits par toutes les écoles aux doses infiniment petites, de 10ᵉ de milligramme, et de 100ᵉ de milligramme et même moins, et l'action de ces substances sur l'asthme, les affections de la peau, de l'estomac, de l'intestin, etc., etc.; est acceptée, même à ces doses, par la généralité des praticiens. Les médecins de l'école de Hahnemann ont poussé beaucoup plus loin la division du médicament et la petitesse des doses, et cependant ils ont chaque jour à enregistrer des guérisons incontestables, non-seulement dans les maladies aiguës, mais encore dans les maladies chroniques.

Dans cette question des doses, le médecin doit avant tout se débarrasser de l'esprit de secte et se défier du préjugé. Il a, dans l'*expérience clinique*, le grand arbitre du choix de la dose. La guérison de cas pathologiques bien déterminés supprime du même coup et les considérations ingénieuses et les théories les mieux échafaudées sur la posologie. C'est l'expérience clinique qui est et sera toujours le souverain juge dans les controverses thérapeutiques, et il faut avouer que ce juge

rend des arrêts dont nous ne comprenons pas toujours
la profondeur, et qu'il ne nous est pas toujours facile
de faire cadrer avec nos théories. Par exemple, pourquoi, dans le traitement de la fièvre intermittente, la
clinique a-t-elle démontré que le sulfate de quinine agit
plus sûrement à très-fortes doses, et que l'arsenic et la
noix vomique, quand ils sont indiqués par les caractères
du mouvement fébrile, agissent mieux à doses infiniment petites, et même aux doses hahnemanniennes?
Ou pourquoi le mercure, qui a besoin d'être donné à
doses pondérables dans la syphilis, agit-il à doses im-
pondérables dans la dysentérie, dans certains phlegmons et dans certaines angines?

Défaisons-nous donc de nos préjugés et soumettons
avec empressement nos théories et nos idées préconçues
à cette règle de l'expérience clinique qui est une des
bases les plus indispensables de la thérapeutique positive.

En résumé, la dose du médicament varie : 1° avec le
médicament; 2° avec la maladie; 3° avec l'action que
le médecin se propose d'atteindre : action physiologique, toxique, palliative, curative. Ces doses sont déterminées et fixées en dernier ressort par la clinique.

6° *Du temps pendant lequel un médicament doit être administré, et de la répétition des doses.* — Les préceptes pour
la continuation et la répétition d'un médicament varient dans la thérapeutique curative, dans la thérapeutique palliative, et dans la prophylaxie.

1° Quand on demande à un médicament son action
prophylactique, il faut en continuer l'usage tant que le
sujet est exposé aux causes de la maladie contre laquelle il s'agit de le prémunir, et pendant la durée
d'incubation de ces causes.

Nous sommes fort pauvres en prophylaxie, l'hygiène exceptée, et je ne connais guère que la belladone et le cuivre qui jouissent d'une action prophylactique incontestable, la première contre la scarlatine, le second contre le choléra. Ces deux médicaments nous serviront d'exemple pour appliquer la règle que nous venons de poser : la belladone doit être administrée pendant tout le temps que le sujet est exposé à la contagion de la scarlatine, et encore trois semaines après, puisque c'est le temps le plus long de l'incubation de la maladie. On peut suspendre le cuivre beaucoup plus tôt dans la prophylaxie du choléra, puisque l'incubation de cette maladie varie de vingt-quatre heures à une semaine.

Dans la thérapeutique palliative, non-seulement il faut donner des doses fortes et progressivement croissantes, mais de plus le médicament ne doit être interrompu que lorsque le symptôme pour lequel il a été prescrit a complètement disparu, sans cela ce symptôme reparaît dès qu'on suspend le médicament, et l'état du malade est pire qu'avant l'administration des palliatifs.

Les préceptes qui fixent la répétition des doses, leur accroissement et leur diminution, la suspension ou la continuation du médicament dans la thérapeutique curative sont encore fort incertains. L'expérience clinique, qui décide toutes ces questions en dernier ressort, est encore fort incomplète. Il en résulte que la pratique est loin d'être fixée sur ce point.

Cependant on peut poser quelques règles générales :

Dans les maladies à marche aiguë, la dose du médicament doit être répétée souvent ; elle doit être rapprochée ou éloignée suivant que l'intensité des symptômes augmente ou diminue.

Il faut toujours accorder à un médicament un certain temps pour juger de son action et décider s'il doit être continué ou être remplacé. Ce temps varie nécessairement avec la rapidité des accidents. Ainsi, dans le choléra, quelques heures suffisent pour juger la question, tandis que, dans les fièvres typhoïdes, il faut en général plusieurs jours. Il y a ici une question de bon sens médical, une question d'art, qui ne saurait être enseignée. La seule règle que l'on puisse poser, c'est celle de continuer un médicament tant qu'il fait du bien et, si l'état du malade ne varie pas, de ne donner un médicament nouveau que s'il surgit une indication nouvelle. Surtout que le jeune médecin se tienne en garde contre un changement trop fréquent du médicament. Nous attachons la plus grande importance à ce dernier précepte.

Dans les maladies à marche chronique, on s'accorde généralement aujourd'hui pour donner les médicaments d'une manière interrompue. Ce précepte, pendant longtemps, n'a été appliqué qu'au quinquina et aux eaux minérales. Ainsi Torti et Sydenham se sont illustrés en fixant les intervalles qui devaient séparer les doses de quinquina dans le traitement curatif des fièvres intermittentes ; et tous les médecins d'eaux comprennent qu'après une saison d'eau les malades doivent rester quelques semaines sans prendre de médicaments.

Les médecins homœopathes ont beaucoup généralisé ces préceptes, et presque tous donnent les médicaments à doses interrompues dans le traitement des maladies chroniques. Cette pratique tend à se repandre aujourd'hui dans toutes les écoles.

Peut-on fixer dès aujourd'hui le temps pendant lequel un médicament doit être continué et celui pendant lequel il doit être suspendu ? Non. Cependant voilà le précepte qui nous paraît le meilleur guide dans l'état actuel de nos connaissances.

Continuer le médicament jusqu'à ce qu'un changement se soit opéré dans l'état du malade ; suspendre l'usage du médicament aussitôt que le changement s'est produit. Si ce changement est une aggravation et qu'il ne soit pas suivi rapidement d'une amélioration, il faut choisir un autre médicament. Si le changement produit par le médicament est une amélioration, que cette amélioration ait été ou non précédée d'aggravation, il ne faut plus donner aucun médicament tant que cette amélioration fait des progrès.

Pourquoi ? Parce que, comme nous l'avons établi, un médicament ne guérit pas une maladie directement par sa propre vertu ; il se borne à faire naître dans l'organisme une disposition, un mouvement qui va à la guérison. Quand le mouvement existe, qu'il est incontestable, le médecin n'a plus le droit d'intervenir activement, parce que son intervention ne pourrait faire qu'une chose : troubler le mouvement de la nature vers la guérison.

Exagérant ce précepte, quelques médecins prétendent qu'une seule dose d'un médicament bien choisi suffit à la guérison d'une maladie. Pour nous, la clinique n'a point encore ratifié ce précepte.

7° *De l'association et de l'alternance des médicaments.* — L'ancienne thérapeutique associait toujours les médicaments en nombre considérable. Dans ses formules, très-compliquées, se trouvait habituellement le médicament *principal*, un certain nombre de médicaments dits *adjuvants*, et de médicaments *correctifs*. La fantaisie, le désir du mystère et de la singularité aidant, on en est

venu à formuler des électuaires ou des potions qui
renfermaient vingt, trente, cinquante médicaments et
plus. La thériaque est restée un modèle du genre.

Or, il n'y a point de médicaments réellement *adjuvants*, et la propriété de *correctif*, prêtée à d'autres médicaments, n'est qu'une hypothèse. Aussi, aujourd'hui, le
précepte formulé par Hahnemann de ne prescrire qu'un
seul médicament à la fois tend-il à se généraliser de
plus en plus.

Mais si on ne doit pas mélanger plusieurs médicaments dans la même formule, peut-on néanmoins prescrire plusieurs médicaments à prendre dans le même
jour, à des heures différentes? Peut-on *alterner* plusieurs médicaments?

L'expérience clinique répond par l'affirmative à cette
question, et chaque jour, dans la pratique, nous trouvons l'occasion de prescrire, soit dans les maladies aiguës, soit dans les maladies chroniques, l'alternance
pendant la même journée de plusieurs médicaments.

§ II. *Agents thérapeutiques non pharmaceutiques.* —
Nous avons dû consacrer un fort long chapitre à l'étude
du médicament proprement dit ; mais il nous reste
peu de chose à dire des autres agents thérapeutiques.
Les *eaux thermales*, l'*électricité*, les applications du froid
et du chaud, qui constituent l'*hydrothérapie*, les agents
tirés de l'*hygiène*, et enfin l'application de la main en
chirurgie, ne peuvent faire l'objet, dans la pathologie
générale, d'une étude spéciale comme agent thérapeutique particulier. Nous aurons, du reste, à revenir sur
chacun de ces agents quand nous traiterons des *médications : *médications *thermale*, *électrique*, *hydrothérapique*, etc.

ARTICLE B. — DES INDICATIONS ET DES CONTRE-INDICATIONS.

SECTION PREMIÈRE. — *Des indications.*

Galien a défini l'indication : la nécessité évidente d'une action déterminée.

L'indication est donc un motif d'action ; c'est la règle qui permet de prescrire tel médicament ou telle médication dans un cas donné de maladie. Il est essentiel que le médecin retienne bien cette idée de l'indication, qu'il se rappelle toujours qu'il ne lui est pas plus permis d'agir par caprice que par inspiration, et que la thérapeutique fantaisiste est une thérapeutique coupable.

L'homme est sujet à des maladies définies dans leur nombre et dans leur caractère. La nosographie nous enseigne que beaucoup de ces maladies se terminent toujours par la guérison, que d'autres ont une issue douteuse; qu'enfin celles qui sont fatalement mortelles, ont une durée qui peut être plus ou moins longue et un ensemble de symptômes plus ou moins douloureux.

Le médecin n'a le droit d'intervenir dans ce grand drame des maladies, dont la vie et la mort sont le dénouement habituel, que s'il a des motifs légitimes d'action ; c'est-à-dire s'il existe des *indications positives* de prescrire un médicament ou une médication déterminée. L'ignorance, la légèreté, la fantaisie chez le médecin qui intervient dans le cours d'une maladie le rendent coupable, à un certain degré, de la mort et des souffrances du malade.

1° *Indications hypothétiques.* — L'antiquité, qui avait un sentiment si vrai de la loi des indications, n'a connu pour ainsi dire que des *indications hypothétiques.* Egarée par ses prétentions à connaître la cause prochaine, la

nature même des maladies, elle prétendait appliquer à
la thérapeutique cet axiome, vrai en lui-même : *Sublata
causa, tollitur effectus*. Mais la cause prochaine de la maladie nous étant à jamais inconnue, a été remplacée par
des causes hypothétiques qui se sont succédé dans la
tradition médicale et ont varié avec les systèmes en
faveur. Ainsi, la cause des maladies a été tantôt l'altération des humeurs ; tantôt le *strictum* et le *laxum ;* tantôt l'alcalinité ou l'acidité des humeurs ; tantôt un empoisonnement du sang, etc., etc. C'est à ces causes,
véritablement hypothétiques, que s'est attaquée l'ancienne thérapeutique ; ce sont ces hypothèses qu'elle a
eu la prétention de traiter pour guérir la maladie. Si
on ajoute à cela que la matière médicale, encore fort
peu avancée, ne contenait guère que des notions hypothétiques sur les vertus des médicaments, on compren-
dra que j'aie pu dire avec juste raison que, dans l'ancienne médecine, on traitait un cause hypothétique par
les vertus plus hypothétiques encore d'un médicament.
Ceci nous explique trop et les défaillances et le discrédit
de la thérapeutique, et ce spectacle extraordinaire d'une
science cultivée par des esprits distingués, arrivant après
des travaux considérables, continués pendant des siècles, à une véritable impasse : l'impossibilité d'appliquer cette science : *desinit in piscem*.

2° *Empirisme*. — Pour l'honneur de la médecine et le
salut des malades, de tout temps le plus grand nombre
des praticiens eut le bon esprit de laisser à la porte des
malades les enseignements théoriques, pour se rappeler
seulement ceux de l'expérience, soit que cette expérience
leur fût complètement personnelle, soit que, plus éru-
dits, ils aient recherché dans la tradition les fruits de
l'expérience de leurs devanciers. Cette méthode constitue l'empirisme.

3e *Indications positives.* — La première condition pour
que les indications soient positives, c'est qu'elles reposent sur des phénomènes qui nous soient bien connus,
au lieu de s'appuyer sur des mystères placés tout à fait
hors de la portée des sciences expérimentales, comme la
cause prochaine des maladies. Sans doute, l'axiome : ·
Sublata causa, tollitur effectus est incontestable; mais il
ne faut l'appliquer que là où il est applicable. Nous
avons vu en étiologie que nous ne pouvions atteindre la
cause véritable que pour les maladies de causes externes :
les affections traumatiques et les empoisonnements; que
pour les autres maladies, nous étions obligés d'admettre
une *prédisposition définie*, parce que la cause prochaine, la
nature intime de la maladie, nous échappait complètement; qu'il s'agît du choléra ou du rhume de cerveau.

Nous concluons donc rigoureusement que le *sublata
causa* devra être appliqué exclusivement dans les cas où
la cause est saisissable, et que l'indication positive sera
dans ce cas la destruction de cette cause : *contraria contrariis curantur*. Ainsi, dans une luxation, il faut repla-
cer l'os; dans une plaie, rapprocher les bords; lier une
artère, réduire une hernie, faire évacuer le poison ou
donner un antidote, tuer les microzoaires et les microphytes, etc., etc. Ici l'indication est positive; ses
résultats sont certains. La loi se résume dans ces deux
axiomes, fruit de la sagesse antique : *Sublata causa, tollitur effectus; contraria contrariis curantur*. Mais quand la
cause externe, la cause saisissable, n'est pas la véritable
cause et ne joue qu'un rôle secondaire, comment appliquer cette loi d'indication? Voilà une maladie dévelop-
pée sous l'influence du froid ou d'un excès de travail;
comment appliquerez-vous le *sublata causa* et le *contraria*

contrariis? La circonstance étiologique qui a été l'occasion
du développement de la maladie n'existe plus au moment où l'on traite le malade; comment alors la sup-
primera-t-on? Le malade est couché chaudement dans
son lit; il ne travaille plus, et cependant la maladie
marche en suivant ses périodes. Pour l'arrêter par le
sublata causa, il faudrait atteindre la cause prochaine
elle-même; or, celle-ci nous est entièrement inconnue.
Il faut donc ou se décider à traiter une hypothèse, ce qui
est absurde, ou renoncer à la thérapeutique qui s'attaque à la cause, à la *thérapeutique étiologique*, applicable
seulement aux affections de *causes externes*.

Pour les *maladies de cause interne*, nous devrons asseoir
nos indications seulement sur les phénomènes qui sont
du domaine de l'observation; c'est-à-dire sur l'ensemble
des symptômes et des lésions. Ici nul besoin de système,
d'explications risquées, mais seulement d'une bonne
nosographie. Or, l'histoire naturelle des maladies est
aujourd'hui extrêmement avancée et nous fournit une
base certaine pour nos indications.

La *thérapeutique positive* se trouve donc ainsi largement constituée d'une part sur la connaissance expérimentale des propriétés des médicaments; de l'autre, sur
l'observation exacte des symptômes et des lésions dans
les maladies.

Mais l'antiquité nous a laissé deux formules, deux
lois pour les indications : *Contraria contrariis* et *Similia
similibus curantur*. Quelle est de ces deux formules celle
qui est applicable à la guérison des maladies de cause
interne?

Elles doivent être appliquées toutes les deux.

Contraria contrariis curantur. — Quand il s'agit de
détruire un symptôme pénible, douloureux, de lever

une complication déterminée par une lésion, de faire en
un mot de la *thérapeutique palliative*, il faut appliquer,
suivant la loi des contraires, les vertus connues des médicaments. Ainsi, pour faire dormir un phthisique ou un
cancéreux, vous donnerez l'*opium* à haute dose. C'est
encore ce médicament ou le *chloral* que vous adminis-
trerez pour calmer les douleurs du cancer ou des calculs rénaux. Pour lever immédiatement une constipation, vous n'avez pas de médicament préférable aux purgatifs. Pour remédier à l'asphyxie causée par une lésion
du larynx, vous appliquez encore la loi des contraires et
le *sublata causa*, et vous faites la trachéotomie.

Remarquons bien que, dans tous ces cas, il ne s'agit
ni de *guérir* le croup, ou la constipation, ou les calculs
rénaux, ou la phthisie, ou le cancer, mais seulement de
pallier les symptômes dangereux ou insupportables pour
le malade ; car aucun des moyens que nous avons indiqués ne guérit. Mais néanmoins la *thérapeutique palliative* tiendra toujours une place considérable dans la
pratique, principalement dans le traitement des maladies incurables, en conformité avec cet adage : *Quand le
médecin ne peut guérir, il doit soulager.*

Similia similibus curantur.— La loi de *similitude*, qu'on
a encore appelée *méthode substitutive*, doctrine des *localisations médicamenteuses*, est celle qui s'applique le plus
souvent à la cure des maladies. C'est elle qui nous indique la digitale dans les maladies du cœur, la belladone
et l'opium dans les affections cérébrales, l'aconit dans
les fièvres et les névralgies, le quinquina dans la
fièvre intermittente, l'arsenic dans l'asthme, dans
les affections de la peau, dans la diarrhée chronique, etc., etc., etc.

Cette loi, dont la formule se retrouve dans Hippocrate,

resta inappliquée pendant tout le règne du Galénisme.
Ce sont les réformateurs des xvie, xviie et xviiie siècles
qui le remirent en honneur. Paracelse, Van Helmont,
Stahl, J. Hunter et enfin Hahnemann.

Le pathologiste anglais établit le *similia similibus*
sur la loi des incompatibilités morbides : « Il est
hors de doute pour moi que deux actions ne peuvent avoir lieu simultanément dans la même constitution ou dans la même partie. Deux fièvres différentes
ne peuvent exister dans la même constitution, ni deux
maladies locales dans la même partie en même temps...
La guérison de quelques maladies ne repose-t-elle
pas sur le même principe ? » (*Œuvres complètes*, t. II,
p. 156).

Quelques années plus tard, Hahnemann fit de la loi
de similitude la base d'une thérapeutique nouvelle,
l'homœopathie, et aujourd'hui cette loi a reconquis sa
place légitime en thérapeutique, soit sous le nom de
méthode substitutive, soit sous celui de loi des localisations médicamenteuses, soit enfin sous son véritable
nom, loi de similitude.

Mais est-ce que les médicaments même à dose toxique
produisent chez l'homme des maladies complètement
semblables à celles du cadre nosologique ?

Certainement non, et il n'est pas possible d'opposer
à la pneumonie, à la pleurésie, à la fièvre typhoïde, par
exemple, une pneumonie, une pleurésie ou une fièvre
typhoïde médicamenteuse.

C'est donc seulement une *analogie* entre les symptômes
produits par un médicament sur l'homme sain et les
symptômes d'une maladie qui servent de base à l'application de la loi de similitude. Seulement il faut chercher
le médicament dont l'action se rapproche le plus des
symptômes de la maladie à traiter. Exemple : la digitale

n'a jamais produit une affection de la valvule mitrale ; mais dans les empoisonnements par ce médicament, on rencontre habituellement les symptômes suivants : palpitations précipitées et irrégulières, dyspnée extrême, tendance à la syncope, pouls petit, très-irrégulier, tantôt très-accéléré, tantôt ralenti, insensible. Or, comme ces symptômes ressemblent beaucoup à ceux de l'insuffisance de la valvule mitrale et au trouble connu sous le nom d'*asystolie*, la digitale est le médicament héroïque dans ces cas déterminés et non dans toutes les maladies du cœur indistinctement.

L'empoisonnement aigu par l'*arsenic* donne un tableau qui ressemble beaucoup au choléra ; évacuation par haut et par bas, crampes, refroidissement, etc., etc. L'arsenic est un des médicaments les plus efficaces dans le traitement du choléra.

Le sublimé, administré à dose toxique, fournit une image assez exacte de la dysentérie : petites selles sanguinolentes, glaireuses, avec coliques et ténesme. Le mercure est reconnu comme un des médicaments principaux de la dysentérie.

En résumé, la loi de similitudes peut se formuler ainsi : rechercher dans la matière médicale le médicament qui produise un ensemble de symptômes aussi semblable que possible à l'ensemble des symptômes de la maladie à traiter.

Cette formule n'a rien d'hypothétique, puisqu'elle repose, d'une part, sur la connaissance positive des effets des médicaments sur l'homme sain, et de l'autre sur les symptômes propres à chaque maladie.

Individualisation. — Mais, nous l'avons dit à propos de la nosographie, ce ne sont pas des maladies qui sont l'objet de nos observations, mais des malades. De même, en thérapeutique appliquée, ce ne sont pas des maladies que nous avons à traiter, mais des malades : d'où le précepte, une fois la maladie reconnue, de rechercher avec le plus grand soin les souffrances, les symptômes propres au cas particulier, symptômes propres qui permettent de dire qu'il n'y a pas deux pneumonies, deux fièvres typhoïdes, deux varioles qui soient absolument semblables. Les symptômes propres doivent entrer pour une grande part dans le choix du médicament, d'après la loi de similitude. C'est ce qu'on est convenu d'appeler l'*individualisation*, en thérapeutique.

SECTION II. — *Des contre-indications.*

Nous avons défini l'indication : la nécessité évidente d'une action déterminée ; la contre-indication est une nécessité non moins évidente de s'abstenir de remplir cette indication. Cette nécessité de s'abstenir se tire de la connaissance de la marche des maladies et des changements qui leur sont habituels ; elle se tire encore de l'état particulier du sujet et des conditions hygiéniques dans lesquelles il se trouve. Ainsi pas d'application répercussive dans la goutte, le rhumatisme, l'érysipèle, la dartre, etc., parce que dans ces maladies on observe souvent des changements fâcheux appelés *métastases*, c'est-à-dire la disparition de l'affection externe remplacée par une affection interne plus grave. Pas de sinapismes ou de vésicants sur les jambes œdématiées d'un malade atteint d'affection du cœur, parce que les applications externes pourraient développer une gangrène. Pas de diète prolongée chez un diabétique, à cause de la diminution considérable des forces. Pas de médicaments ayant une action énergique sur la matrice chez une femme enceinte, parce qu'ils pourraient déterminer l'avortement. Pas d'ablation du cancer, quand l'état cachectique du malade annonce la multiplication des tumeurs et la reproduction fatale de celle qu'il s'agit d'enlever.

Les contre-indications tirées des conditions extérieures aux malades sont surtout celles de l'hygiène ou du génie épidémique régnant. Ainsi pas d'opération dans de mauvaises conditions hygiéniques ou pendant une épidémie de diathèse purulente ou d'érysipèle; pas de purgatif pendant le choléra, etc., etc.

Article C. — Des médications.

Nous avons dit que nous conserverions ce terme de *médication* pour désigner des groupes naturels constitués par l'association de certaines catégories d'agents thérapeutiques et par les lois qui président à leur administration.

De ces médications les unes sont *positives*, c'est-à-dire qu'elles s'appuient sur une connaissance expérimentale de l'agent thérapeutique et sur une loi positive d'indications ; les autres sont purement *hypothétiques*, parce qu'elles ne reposent point sur une connaissance réelle du médicament ou bien qu'elles ont pour règles d'application, des indications imaginaires. Enfin, un certain nombre sont encore *empiriques*, c'est-à-dire qu'elles sont justifiées par une expérience clinique incontestable, bien que nous ignorions encore l'action de l'agent thérapeutique sur l'homme sain et que nous n'ayons d'autres lois d'indication pour employer ces agents thérapeutiques que l'expérience de leurs bons effets dans des cas pathologiques analogues.

Les médications empiriques sont destinées à disparaître par les progrès de la matière médicale. Quant aux médications hypothétiques nous les mentionnerons et nous les définirons pour faciliter la lecture et l'intelligence des auteurs.

Les médications se divisent naturellement comme les agents thérapeutiques eux-mêmes. Les *médications pharmaceutiques*, c'est-à-dire celles qui emploient des médicaments, sont les plus nombreuses ; puis viennent ensuite les *médications thermales*, *électriques*, *hydrothérapiques*, *chirurgicales*, *hygiéniques* et *physiologiques*.

§ I. *Des médications pharmaceutiques.* — Les médications pharmaceutiques ont été divisées en un grand nombre de classes. Nous conserverons, conformément à la tradition, une médication *altérante*, une médication *évacuante*, et une médication *révulsive* ou *dérivative.*

a. *Médication altérante.* — C'est celle qui agit sans produire ni évacuation, ni action extérieure violente. Le médicament porté dans l'organisme sollicite celui-ci sans secousse apparente à un mouvement, l'incline à une action.

C'est habituellement la dose ou le mode d'administration qui développe l'action altérante d'un médicament. Ainsi, l'émétique administré à la dose d'un décigramme dans un verre d'eau, pris en une ou deux fois, est un évacuant puissant ; il devient altérant dans la potion stibiée, administrée de deux heures en deux heures contre la pneumonie. Le calomel à la dose d'un gramme en une fois est évacuant, à la dose d'un centigramme il est altérant.

Certains médicaments, le fer, l'iode, l'arsenic, le quinquina, et bien d'autres, ne sont jamais administrés qu'à dose altérante.

La loi des indications dans la médication altérante est toujours la loi de similitude, où l'empirisme pour les médicaments dans l'action positive n'est pas encore suffisamment connu.

Dans la médecine moderne la médication altérante constitue presque toute la thérapeutique.

b. La *médication évacuante* est celle qui agit en provoquant des évacuations. Les purgatifs, les vomitifs, les diurétiques, les sudorifiques, sont les quatre ordres de médicaments évacuants. La saignée, les sangsues et les ventouses rentrent aussi dans la médication évacuante.

c. La *médication révulsive* est celle qui a pour but de déplacer une affection : par exemple, d'attirer à la peau une affection des muqueuses ; de rappeler la goutte dans les jointures quand elle occupe un viscère. Il s'agit donc de localiser une maladie qui occupe un organe important à la vie sur un autre moins important. Cette médication purement empirique dans ses procédés, est très-précieuse dans certains cas malheureusement trop restreints. L'hydrothérapie est souvent une médication révulsive.

d. La *médication dérivative* n'est qu'une variété de la médication révulsive; elle s'applique plus spécialement à l'établissement des fluxions sanguines sur les extrémités pour débarrasser la tête et la poitrine.

Nous examinerons maintenant les *médications hypothétiques*, il est nécessaire d'en donner une idée exacte aux élèves afin qu'ils puissent comprendre les auteurs.

e. La *médication tonique* a la prétention d'augmenter les forces vitales. Le quinquina, le fer, l'eau froide, les alcools, le café, le régime sont les principaux agents de cette médication.

Il faut séparer avec soin, dans l'étude de la médica-

tion tonique, l'action des agents purement hygiéniques
et alimentaires, des actions médicamenteuses proprement dites. Il faut distinguer aussi l'action sur l'homme
sain et sur l'homme malade. Il est très-certain, par
exemple, qu'une bonne alimentation, l'usage du café et
de l'alcool, l'habitude de l'eau froide, augmente, chez
l'homme sain, les forces animales et les forces vitales.
Mais le fer et le quinquina, loin d'avoir le même effet,
rendent l'homme sain malade, lorsqu'ils sont continués
un temps suffisant. Pour s'en convaincre il suffit de
visiter les populations étiolées qui s'abreuvent d'eaux
ferrugineuses naturelles.

Les différents agents de la médication tonique ne
procurent l'augmentation des forces du malade qu'à la
condition de détruire ou d'amoindrir la maladie; ils ne
sont toniques que parce qu'ils sont curatifs. Si au contraire ils aggravent la maladie, ils diminuent, par cela
même, les forces du malade. Ces effets sont surtout évidents pour le fer et le quinquina qui *affaiblissent* très-certainement quand ils aggravent l'état maladif, comme
j'ai eu si souvent l'occasion de l'observer quand ils
sont administrés sans autres indications que celles de
la médication tonique, dans la phthisie et dans la fièvre
typhoïde par exemple; la vraie médication tonique est
celle qui guérit ou qui améliore l'état des malades. Ainsi,
la digitale, l'aconit, la saignée elle-même sont de vrais
toniques, quand ils sont prescrits judicieusement, et ils
relèvent incontestablement les forces vitales et animales,
parce qu'ils diminuent ou font disparaître la maladie,
cause première de la faiblesse. Il n'y donc pas lieu de
conserver la médication tonique dans le sens qu'on lui
attribue en thérapeutique.

f. *Médications antiphlogistiques, antispasmodiques, anti-*

putrides, dépuratives. — Ces médications se définissent d'elles-mêmes.

La première a la prétention de guérir les inflammations, la deuxième les affectious nerveuses et convulsives, la troisième de lutter avec avantage contre tous les poisons morbides, et de tuer infailliblement les microzoaires et les microphites que l'on suppose être la cause des maladies septiques; la dernière, enfin, de détruire et d'évacuer les humeurs altérées.

Ce simple énoncé fait comprendre immédiatement que ces médications sont purement hypothétiques, puisqu'elles reposent, d'une part, sur les vertus supposées de certains agents, et de l'autre sur la connaissance, plus hypothétique encore, de la nature des maladies qu'il s'agit de combattre par ces méthodes. Aussi les agents de ces médications constituent l'arsenal le plus dissemblable, le plus contradictoire qui puisse s'imaginer; ainsi, les *antiphlogistiques* comprennent les évacuations sanguines, l'eau chaude, l'eau froide, l'alcool, l'émétique, la digitale, le vératrum, l'aconit, etc., etc. La *médication antispasmodique* peut revendiquer la plupart des agents thérapeutiques connus, et il serait trop long de les énumérer. Quant à la *médication antiseptique*, son arsenal est plus simple et moins contradictoire : l'acide phénique, le camphre, le chlore, sont ses agents principaux; mais, par contre, ses notions sur la nature des maladies sont tellement hypothétiques et fausses, qu'il est impossible d'accepter cette médication dans les cadres de la thérapeutique expérimentale. Disons que la *médication dépurative* n'est plus qu'un souvenir, c'est une expression bonne tout au plus pour satisfaire les préjugés du public; et, à ce titre, elle devrait être complètement rayée du langage des médecins qui ont quelque respect pour leur art.

Joussot. [14

g. *Médication spécifique.* — Elle repose sur cette théorie qu'à chaque espèce morbide correspond un médicament déterminé : le quinquina à la fièvre intermittente, le fer à la chlorose, le mercure à la syphilis. Or, le principe sur lequel repose la médication spécifique est faux. Il n'y a pas d'espèce morbide qui soit toujours guérie par un seul médicament. Ainsi, et pour ne pas changer les exemples qui sont toujours cités à l'appui de cette médication, toutes les fièvres intermittentes ne guérissent pas par le quinquina ; et, par contre, l'arsenic, l'ipéca et la noix vomique guérissent un grand nombre de fièvres intermittentes. De même pour le mercure et la syphilis, le fer et la chlorose. Le fer et le mercure ne guérissent pas tous les cas, et bien d'autres médicaments : l'arsenic, l'iode, l'acide nitrique, l'or, etc., etc., peuvent les remplacer avantageusement.

Il n'y a donc pas de véritables spécifiques, et la médication spécifique doit être supprimée.

h. *Médication substitutive.* — C'est une expression mise en circulation par Bretonneau et par Trousseau, destinée à remplacer celle de médication homœopathique.

C'est donc un double emploi, puisque dans les deux cas il s'agit d'appliquer les médicaments d'après la loi de similitude. Bretonneau n'a jamais su résister à la tentation d'un plagiat, et il a tenté, vis-à-vis de Samuel Hahnemann, ce qui lui avait si bien réussi vis-à-vis de Samuel Bar. Seulement, la réforme homœopathique étant beaucoup plus difficile à escamoter que l'histoire de la diphthérie, le tour n'a pas réussi. L'expression « médication substitutive » restera donc comme le témoignage de l'effort de Bretonneau et de Trousseau pour s'approprier la thérapeutique hahnemannienne.

§ II. *Médication non pharmaceutique.* — a. *Médication thermale.* — C'est la médication au moyen d'eaux minérales naturelles.

Cette médication est très-complexe. Elle est encore presque entièrement empirique, parce que les eaux n'ont pas été suffisamment étudiées sur l'homme sain. Nous n'avons pour nous guider dans le choix d'une eau minérale que les analyses chimiques et l'histoire des guérisons obtenues à la source. Or, l'analyse chimique n'est qu'un renseignement fort incomplet pour juger de l'action des eaux, et l'histoire des guérisons a été trop exagérée pour devenir un guide sûr dans le choix d'une station thermale. Chaque praticien est donc le plus souvent obligé de s'en rapporter à son expérience personnelle, ce qui est fâcheux.

Nous avons dit que la médication thermale était très-complexe. Effectivement, nous y retrouvons et l'*hydro-thérapie* et les médications *évacuantes, révulsives, toniques* et *altérantes,* sans compter les *médications chimiques,* qui se retrouvent encore ici sous le nom de *médication alcaline.*

Nous croyons que la médication thermale ne sortira du chaos où elle se trouve que lorsque nous aurons une histoire non-seulement chimique, mais encore médicale de chaque station. Nous pourrons alors appliquer les lois d'indication qui servent de guide aux médecins dans l'application de la médication pharmaceutique, et les eaux minérales rendront des services encore plus grands que ceux qu'elles rendent dès aujourd'hui dans le traitement des maladies les plus rebelles.

Nous devons ajouter que ce travail commence à se faire, et que depuis quelques années l'étude des eaux minérales est entrée dans la voie que nous indiquons.

b. *Médication hydrothérapique.* — Cette médication

consiste dans l'application de l'eau froide précédée ou
non de la sudation. Habituellement employée à basse
température (au-dessous de 12 degrés) et seulement
pendant un temps très-court (de 20 à 120 secondes),
l'eau froide est un agent de la *médication révulsive* ou
dérivative; c'est-à-dire, qu'après son application, les
parties frappées par l'eau froide deviennent le siége
d'une fluxion sanguine proportionnée à trois choses :
la température de l'eau, la durée de son application et
la force de sa projection. Les effets les plus énergiques
étant obtenus par les températures les plus basses, la
durée d'application la plus courte est la projection la
plus forte. La sudation est employée par quelquesmé-
decins hydropathes, pour préparer et activer la réaction.

L'eau moins froide (de 18 à 26 degrés), appliquée
pendant longtemps, a une tout autre action : elle calme
la circulation et procure des avantages réels dans le traitement des congestions hémorrhagipares et des inflammations. Cette médication a été classée parmi les *antiphlogistiques* et les *antihémorrhagiques ;* par exemple,
l'irrigation continue dans les fractures compliquées, les
bains de siége à 24 ou 26 degrés, prolongés 15 à 20 mi-
nutes dans les inflammations chroniques de l'utérus.

Les indications de l'hydrothérapie sont encore purement *empiriques*, et ni la loi des contraires, ni celle des
semblables, ne peuvent guider les médecins dans le
choix de cette médication.

L'hydrothérapie, quand elle est réellement indiquée,
et qu'elle est méthodiquement appliquée, est une médication puissante qui guérit un certain nombre d'affections chroniques rebelles à tout autre traitement.

L'hydrothérapie est encore employée comme *médication préventive* chez les individus prédisposés aux ma-

ladies de la classe des névroses, des cachexies et de quelques maladies constitutionnelles, la phthisie en particulier.

c. *Médication électrothérapique.* — C'est l'application de l'électricité au traitement des maladies. On n'emploie guère aujourd'hui que les courants d'induction, soit continus, soit interrompus.

La connaissance de l'action de l'électricité sur l'homme sain a servi de base à son application au traitement des maladies.

C'est d'abord la *loi des contraires* qui a guidé les médecins, et c'est aux paralysies qu'on a, dans le principe, appliqué l'électricité. Depuis, on a étendu avec succès l'emploi de cet agent au traitement des névralgies, et ici la *loi de similitude* est la règle de l'indication. Néanmoins, l'électricité est encore aujourd'hui une médication en grande partie empirique : elle rend de grands services dans le traitement des affections du système nerveux.

d. *Médication chirurgicale.* — La chirurgie est une partie fort importante de la thérapeutique. Elle comprend la *Médecine opératoire;* les manœuvres qui ont pour but de remettre en place, à l'aide de la *main*, les parties déplacées et le *pansement* des plaies.

La médication chirurgicale s'appuie entièrement sur la loi *des contraires;* elle repose sur le *sublata causa tollitur effectus;* et comme ici la cause des accidents à combattre est toujours saisissable, cette médication a une précision presque mathématique.

e. *Médications physiologiques.* — Nous ne pouvons réserver pour la médication hygiénique proprement dite un certain nombre de moyens, dont l'action, fondée sur la connaissance des lois physiologiques,

s'opère sans aucun médicament ; nous avons vu aussi
que ce serait forcer l'expression que de faire rentrer
ces moyens dans la chirurgie, quoiqu'ils exigent souvent l'emploi de la main, et nous avons préféré les décrire dans un chapitre à part, sous un titre il est vrai
encore inusité.

Ces moyens de traitement sont :

1° La *position* à donner au malade, dans la syncope,
par exemple; ou la position à donner à la partie affectée,
dans les plaies et les fractures.

2° La *compression* d'une artère, pour arrêter un accident : attaque d'éclampsie, hémorrhagie, guérison
d'un anévrysme ; la compression des veines dans le
traitement des varices; la compression d'une tumeur
pour obtenir sa résolution ; la compression des ovaires
dans les attaques d'hystérie.

3° La *flexion* du gros orteil dans les attaques d'épilepsie.

4° Le *massage* dans le traitement des entorses et de
certaines tumeurs.

5° La *respiration de l'air comprimé* dans l'asthme et la
dyspnée, et les autres moyens analogues.

6° La *médication dite isolante* ne peut guère être placée
ailleurs que dans ce chapitre.

Le Dr Robert de Latour est l'inventeur de cette médication, qui rend des services très-réels quand il s'agit
de combattre une inflammation. Cette méthode consiste
dans l'application du *collodion riciné* sur toute la surface de la peau qui recouvre l'organe enflammé. Il faut
bien se pénétrer de cette idée que cette application a
pour but de soustraire la région malade au contact de
l'air, et qu'il faut par conséquent étendre suffisamment
loin l'enduit de collodion, et le surveiller avec soin
pour en fermer toutes les fissures. Cette méthode nous

a rendu de vrais services dans le traitement des péritonites puerpérales, et des phlegmons du tissu cellulaire et des glandes.

La *médication physiologique* repose tantôt sur des indications positives : la *position*, la *compression*, etc., tantôt sur des indications purement empiriques encore, la flexion des orteils, la médication isolante, etc., etc.

f. *Médication hygénique*. — A côté des médications proprement dites, la thérapeutique place les secours puissants qu'elle tire de l'hygiène pour la prophylaxie et le traitement des maladies.

Le régime alimentaire, l'exercice, le vêtement, l'habitation, le climat sont les principaux paragraphes de ce complément de la thérapeutique.

1° Le *régime* varie avec les maladies. La diète, plus ou moins absolue, convient à la plupart des maladies fébriles. Les maladies chroniques réclament aussi un régime particulier. Ainsi, autre sera le régime du goutteux, celui du diabétique, celui du chlorotique ou du phthisique.

Ce simple énoncé fait comprendre toute l'importance du régime alimentaire dans le traitement des maladies. Seulement ici, comme dans la thérapeutique pharmaceutique, le médecin doit se tenir en garde contre l'esprit de système et les idées préconçues.

2° L'*exercice* est physique ou intellectuel.

L'exercice physique ou *gymnastique* est d'un grand secours dans le traitement de certaines maladies : le rachitisme, la chorée, les névroses, etc., etc. C'est, de plus, un agent qui augmente beaucoup les forces animales, et indirectement les forces végétatives.

L'exercice intellectuel comprend le choix des occupations intellectuelles et artistiques, qui ont une grande influence sur la prophylaxie et la cure des névroses.

Certaines maladies exigent au contraire un repos absolu du corps et de l'esprit.

3° Le *vêtement* comprend tout ce qui recouvre le malade, qu'il soit alité ou levé. Sous ce chef se rangent une foule de détails sur la nature des vêtements : laine, coton, lin ou soie ; sur les constrictions fâcheuses déterminées par le corset ; sur l'abus des couvertures dans les fièvres éruptives, etc., etc.

4° L'*habitation* a une influence énorme sur la prophylaxie et la guérison des maladies. Il suffit de nommer la diathèse purulente, puerpérale et traumatique, pour les maladies aiguës ; la scrofule, pour les maladies chroniques, pour mettre en relief les avantages de l'*isolement*, de l'*aération*, de l'*exposition* au midi ou au nord, de l'*absence d'humidité*, de l'*habitation à la campagne*, etc., etc.

5° Les *climats* comprennent aussi les *voyages*, puisque les voyages ne peuvent se faire sans changement de climat. Cette question d'hygiène est extrêmement importante dans le traitement des maladies chroniques. Il y a des névroses qui guérissent ou qui s'améliorent par le voyage sans aucune autre médication. L'hystérie et l'hypochondrie sont surtout de ce nombre. La phthisie est bien plus susceptible de s'arrêter si les malades peuvent habiter certaines stations où la température, sans être très-élevée, est toujours égale ; et rien ne peut remplacer l'atmosphère marine pour les scrofuleux. Des travaux tout récents semblent indiquer comme propre à la guérison de la phthisie l'habitation à une grande altitude.

7° La *profession*, qui se rattache à la fois à l'exercice, à l'habitation, au climat, au régime alimentaire et à la plupart des conditions hygiéniques, est d'une importance considérable pour la prophylaxie et la guérison des maladies. Quelques exemples feront comprendre toute l'importance de la profession sur la santé et la maladie.

Les professions sédentaires, dans un espace clos et dans un air confiné, sont tout à fait contre-indiquées dans la chlorose, dans la scrofule et dans la plupart des névroses. Les professions qui exposent au refroidissement et à l'humidité aggravent la phthisie, le catarrhe et le rhumatisme. Les professions qui exigent un exercice en plein air, comme l'agriculture, la marine, ont au contraire une influence favorable sur la marche de la plupart des névroses, des cachexies et des maladies constitutionnelles.

Ces exemples suffiront pour faire comprendre toute l'importance du choix d'une profession pour les individus prédisposés ou déjà atteints de maladies constitutionnelles.

CHAPITRE XII.

DE LA NATURE DES MALADIES.

Les traités classiques de pathologie générale contiennent tous un chapitre sur la *nature des maladies*. Ce chapitre est composé en entier par l'histoire des innombrables hypothèses qui pullulent à chaque page de la tradition médicale; il peut donc être étendu indéfiniment, et devrait être intitulé : Histoire des divagations médicales.

La question de la nature des maladies rentre donc bien plus dans le cadre de l'histoire de la médecine que dans celui de la pathologie générale.

Ce qui devait être dit sur la nature de la maladie, nous l'avons dit dans le chapitre de la *maladie*, et nous n'aurions même pas écrit le titre de ce chapitre, si nous n'avions désiré fixer de nouveau l'attention des élèves sur la définition des maladies, et sur le danger des hypothèses en médecine.

Si donc le lecteur veut bien se reporter au chapitre III de ce livre, il se convaincra par la lecture des principales définitions de la maladie réunies à la fin de ce chapitre, que depuis l'explication hippocratique de la nature des maladies par le défaut d'équilibre d'humeurs hypothétiques, jusqu'aux explications par les microzoma illustrés par Raspail, et remis en honneur aujourd'hui; il se convaincra, dis-je, que le plus grand obstacle au progrès des sciences médicales réside dans cette incu-

rable insanité d'esprit qui porte les médecins à la recherche des causes prochaines et à l'étude de la nature
intime des maladies.

Si tous les efforts intellectuels qui ont été dépensés
depuis quatre mille ans pour la recherche vaine de la
nature des maladies avaient été employés à l'étude de
la nosographie et de la thérapeutique, notre science
serait arrivée depuis longtemps à la perfection. Mais les
investigations sur la nature de la maladie n'ont pas
seulement l'inconvénient d'être une perte de temps,
elles engendrent en outre une foule d'erreurs qui sé-
duisent et illusionnent l'esprit du médecin, et l'empê-
chent de voir juste dans l'étude de la maladie et de son
traitement. C'est à travers le mirage de la théorie des
quatre humeurs, que les galénistes voient les phénomènes morbides ; de là découlent fatalement, et sans
respect pour l'observation, les théories humoristes ab-
solues et la thérapeutique de l'humeur peccante ;
c'est-à-dire les purgatifs et les vomitifs à outrance. Les
hippocratistes modernes, qui considèrent la maladie
comme une fonction, réduisent nécessairement la pathologie à la séméiotique, et toute la thérapeutique au
respect, exagéré jusqu'à l'absurde, de la marche de la
maladie-fonction. De quel droit, en effet, se permettraient-
ils d'interrompre la succession de phénomènes coordon-
nés dans un but salutaire ? Aussi a-t-on défini fort heureusement leur thérapeutique une *méditation sur la mort*.
Les organiciens ne voient que des organes lésés ; l'idée
de maladie et d'espèces morbides n'a jamais pu naître
de cette conception hypothétique des affections morbides ; aussi l'étude des lésions, de l'anatomie pathologique, constitue pour eux toute la médecine. Les
nouveaux représentants de la *pathologie animée*, les médecins qui expliquent la nature des maladies par la

présence de microphytes ou de microzoaires ne sont
occupés qu'à rechercher la *petite bête*, et négligent absolument l'étude des symptômes et des lésions ; leur
thérapeutique est une course à la recherche du meilleur
antiputride. Le camphre, le chlore, l'iode ont été successivement portés au pinacle, et considérés comme une
panacée universelle. Mais l'acide phénique a depuis
quelque temps détrôné ces antiputrides infaillibles. Il
règne aujourd'hui sans partage, et il régnera jusqu'au
jour où son inutilité, à peu près absolue dans le traitement des maladies, le fera oublier ; mais il sera certainement remplacé par un autre agent tout aussi
inefficace.

Ce spectacle affligeant d'erreurs et d'illusions, se succédant sans interruption sur le terrain de la maladie,
a engendré chez des médecins illustres une réprobation
absolue pour ce genre de recherches ; et cependant, la
plupart d'entre eux, après avoir condamné dans leur
préface la recherche de la nature des maladies, et
l'amour de l'hypothèse, retombent lourdement dans
cette impasse à chaque feuille de leur livre. Je ne puis
résister au désir de citer le passage suivant de Sydenham, tant il exprime nettement notre opinion sur ce
point :

« IX. En second lieu, celui qui voudra donner une
histoire des maladies, doit renoncer à toute *hypothèse* et
à tout système philosophique, et marquer avec beaucoup d'exactitude les plus petits phénomènes des maladies, qui sont clairs et naturels, imitant en cela les
peintres, qui, dans leurs portraits, ont grand soin d'exprimer jusqu'aux moindres taches des personnes qu'ils
représentent. *On ne saurait presque dire de combien d'erreurs ont été cause ces hypothèses physiques;* d'un côté, les
auteurs qui s'en sont entêtés, attribuent aux maladies

des symptômes qui n'ont jamais existé que dans leur cerveau, et qui auraient dû néanmoins se manifester si leur hypothèse était véritable; d'un autre côté, lorsqu'un symptôme qui accompagne réellement la maladie dont ils veulent tracer l'idée se trouve cadrer avec leur hypothèse, alors ils exagèrent outre mesure ce symptôme, et en font, comme on dit, d'un rat un éléphant, ni plus ni moins que si tout le reste dépendait de là ; mais si le symptôme ne s'accorde pas avec l'hypothèse, alors, ou ils n'en font pas du tout mention, ou ils en disent peu de chose, à moins qu'ils ne puissent l'accommoder et l'ajuster à leur système au moyen de quelque subtilité philosophique. » (Sydenham, *Préface*, § 9.)

Quel critique vraie et fine de la désastreuse habitude qu'ont les médecins de rechercher dans des hypothèses et des systèmes l'explication de la nature des maladies. Pourquoi faut-il que, quelques paragraphes plus loin, dans cette même préface, Sydenham déraisonne sur les humeurs et sur les spécificités ! (Lisez la fin du § 17 et les suivants.)

Pour notre école, la question de nature se réduit à ces deux termes : une affection morbide étant donnée, déterminer si elle appartient à un symptôme, à une lésion ou à une maladie. Si cette affection est une maladie, fixer sa place dans le cadre nosologique, où en moins de mots la question de nature se résume dans une définition. Exemple: Quelle est la nature de la fièvre? Au lieu de rechercher si la fièvre tient à la prédominance d'une des quatre humeurs; ou à un effort de la nature destiné à chasser au dehors une cause morbifique ; ou simplement à l'inflammation du sang; ou à son âcreté ; ou à l'inflammation des vaisseaux, etc., etc.; nous répondons par la définition : la fièvre est un symptôme commun à plusieurs maladies ; ce symptôme est caractérisé par l'augmentation de la chaleur.

Quelle est la nature du tissu cancéreux ?

Le tissu cancéreux est une lésion constituée par des éléments épithéliaux et embryoplastiques, réunis par un stroma et ayant une tendance à l'ulcération indéfinie.

Quelle est la nature de la diathèse cancéreuse ?

La diathèse cancéreuse est une maladie de la classe des diathèses, caractérisée par la production du tissu cancéreux, par la reproduction des affections qui ont été enlevées ou détruites ; par le développement fréquent d'une cachexie particulière.

Quelle est la nature du choléra ?

C'est une maladie de la classe des pestilentielles, caractérisée par des évacuations d'un liquide blanchâtre par haut et par bas ; par des crampes, mais principalement par une diminution plus ou moins considérable des phénomènes chimiques de la respiration ; d'où l'algidité, la lividité, la petitesse, l'absence du pouls.

Quelle est la nature de la suette ?

C'est une maladie de la classe des pestilentielles endémiques, caractérisée par des sueurs profuses et des éruptions diverses.

Voilà pour nous à quoi se réduisent les questions de *nature;* tout ce qui est de plus est divagation, perte de temps, source d'erreur et d'illusions tant pour la nonographie que pour la thérapeutique.

Puissions-nous avoir fait partager au lecteur notre répulsion pour les explications et les hypothèses physiologiques appliquées à l'étude des maladies !

DICTIONNAIRE

DES TERMES DE MÉDECINE

SERVANT DE TABLE ALPHABÉTIQUE.

A

Accès. — Dans les maladies aiguës, il sert à désigner le retour de symptômes semblables revenant à époques régulières ou irrégulières, mais à courte échéance, accès quotidien, tierce, etc., etc. Dans les maladies chroniques, il sert à désigner des affections semblables, répétées à de courts intervalles, et qui, par leur réunion, constituent une *attaque* (voy. ce mot). P. 83.

Accidents consécutifs. — Symptômes et lésions qui apparaissent ou continuent après la maladie. P. 73.

Accouchement. — Est l'application des connaissances anatomiques et physiologiques à la parturition. P. 8.

Adynamie. — Sert à désigner la chute des forces animales. P. 99.

Affection. — Est un ensemble de symptômes et de lésions localisés sur un organe, et évoluant sous l'influence d'une maladie : affections des yeux, du cœur, de l'utérus. P. 131.

Agent thérapeutique. — Est le moyen dont se sert le médecin pour modifier les maladies.
Il y a l'agent thérapeutique pharmaceutique, ou *médicament*, et l'agent non pharmaceutique : électricité, chirurgie, moyens hygiéniques, etc. P. 181.

Agonie. — Mort par asphyxie lente. P. 76.

Ame ou principe animateur. — Principe substantiel des êtres vivants qui donne au corps sa forme et sa vie. P. 15.

Apyrexie. — Voyez Type intermittent.

Art médical. — Est l'application de la science médicale au diagnostic, au pronostic et au traitement. P. 8.

Ataxie. — Sert à désigner le désaccord des symptômes. P. 99.

Attaque (insultus). — Sert à désigner le retour, à période régulière ou irrégulière, d'affections semblables; il s'applique seulement aux maladies chroniques. P. 82.

Augment. — Est la période pendant laquelle les symptômes augmentent d'intensité. P. 68.

C

Cachexie. — Période ultime des maladies chroniques, caractérisée par la tendance aux hémorrhagies, aux hydropisies, à la gangrène, au muguet, etc., etc. P. 80.

Cachexies. — Classe de maladies caractérisées par l'affaiblissement des forces végétatives, la tendance aux flux, à l'hydropisie et à la gangrène; exemples : scorbut, chlorose, maladie de Bright, etc., etc. P. 47.

Cause. — Est ce qui produit un effet. En étiologie on distingue la *cause véritable* et les circonstances qui favorisent, préparent ou déterminent l'action de la cause. P. 136.

La cause véritable, ou cause interne, est la prédisposition définie. P. 137.

Causes chimiques. — Circonstances étiologiques qui agissent d'après les lois chimiques. P. 170.

Causes déterminantes. — Circonstances étiologiques, sans lesquelles la maladie ne peut se développer : liquides inoculables, influences endémiques et contagieuses. P. 155.

Causes éloignées. — Synonymes de causes prédisposantes. P. 175.

Causes occasionnelles. — Circonstances extérieures qui favorisent le développement des maladies : le froid, le chaud, la fatigue, etc., etc. P. 148.

Causes occultes. — Ce sont les causes inconnues. P. 175.

Causes pathologiques. — Sert à désigner soit le rapport de succession qui existe entre deux maladies, soit le rapport de causalité qui existe entre deux affections. P. 169.

Causes physiques. — Circonstances qui agissent d'après les lois physiques. P. 175.

Causes prédisposantes. — Causes occasionnelles qui ont besoin d'agir longtemps sur l'organisme pour faire naître la maladie : le climat, les professions, les vêtements, etc., etc. P. 150.

Causes prochaines. — Sert à désigner les causes hypothétiques qui ont la prétention d'expliquer la nature des maladies. P. 175.

Complication. — Affection *accidentelle* survenue dans le cours d'une maladie. P. 87.

Constitutions épidémiques. — Influence de l'épidémie sur les maladies communes. P. 161.

Contagion. — Est la transmission d'une maladie déterminée d'un individu atteint de cette maladie à un individu sain. P. 157.

Contre-indication. — Est la nécessité évidente de s'abstenir. P. 204.

Convalescence. — Est la phase de réparation qui sépare la maladie de la santé. Le concours des symptômes est rompu, et le cycle de la maladie terminé. P. 72.

Crises. — S'applique seulement à un changement brusque et favorable dans le cours d'une maladie. P. 69.

D

Début. — Est le moment où les symptômes se coordonnent et où l'évolution de la maladie commence pour ne plus s'arrêter. P. 68.

Déclin. — Marqué par la diminution graduelle des symptômes et l'amélioration progressive du malade. P. 68.

Défervescence. — Terminaison par la santé, caractérisée par la brusque cessation des symptômes. Cette terminaison s'accompagne habituellement de crises. P. 68.

Diadoche ou *Diadoque.* — Est un changement heureux, caractérisé par le transport d'une affection d'un organe important sur un autre qui l'est moins. P. 86.

Diathèses. — Elles sont caractérisées par l'identité de lésion et la diversité des siéges; exemples : diathèse cancéreuse, purulente, etc. P. 47.

Difformité. — Est un état extérieur congénital ou acquis, qui détruit plus ou moins la beauté naturelle à l'homme; elle peut être la suite d'un accident ou d'une maladie. P. 33.

E

Endémie. — Ce terme sert à désigner le fait d'une maladie déterminée, sévissant en même temps sur un grand nombre d'individus, mais limitée à certaines localités. P. 161.

Epidémie. — Ce terme sert à désigner le fait d'une maladie déterminée sévissant en même temps sur un grand nombre d'individus et s'étendant à des pays différents. P. 159.

Epigénèse. — Ce terme sert à désigner les changements surajoutés à la maladie, quand ces changements sont le résultat d'une cause externe. Ce mot a une signification différente en physiologie. P. 85.

Espèce morbide. — On appelle espèce morbide les états pathologiques qui, comme les espèces naturelles, sont identiques dans le temps et dans l'espace ; ce ne sont pas des espèces réelles, mais des espèces par analogie. P. 29.

Essentialistes. — Médecins qui considèrent les maladies comme des espèces morbides par analogie, et les appellent *maladies essentielles*. P. 36.

Etat. — Période pendant laquelle les symptômes conservent la même intensité. P. 68.

Etat stationnaire. — Période d'arrêt qui s'observe seulement dans les maladies à marche chronique. P. 80.

Etiologie. — Est cette partie de la médecine qui s'occupe de l'étude des causes. P. 136.

Etiologie animée. — Explication des maladies par l'action de microphites ou de microzoaires. P. 153.

Être vivant. — Est le résultat de l'union substantielle du principe animateur ou âme et de la matière. P. 16.

Exsudats, blastèmes, plasma, lymphes plastiques. — Tous ces termes servent à désigner un liquide emprunté au sang, *indifférent* par lui-même et destiné à se transformer en produits homologues ou hétérologues. P. 125.

F

Fièvres. — Maladies caractérisées par la prédominance du mouvement fébrile, par le défaut de rapport de cause à effet entre la lésion et le mouvement fébrile. P. 47.

Flux. — Affections caractérisées par l'exagération des sécrétions. P. 50.

Formes. — Les formes sont des sous-espèces; elles constituent des types immuables dans le temps et dans l'espace. P. 543.

H

Hémorrhagies. — *Affections* caractérisées par l'écoulement du sang hors des vaisseaux, que ce sang s'épanche dans la trame des organes ou qu'il s'écoule au dehors. P. 49.

Hétérochronie. — Lésion caractérisée par la présence d'éléments qui, à l'état physiologique, n'existent que chez le fœtus : cellulles de la gelée de Warton, et cellules embryoplastiques formant des tumeurs chez l'adulte. Mêmes réflexions que pour l'hétérotopie. P. 122.

Hétérotopie.—Lésion constituée par la présence d'éléments nouveaux dans un lieu qu'ils n'occupent jamais dans l'état physiologique : cellules épithéliales dans le cerveau, cellules lymphatiques dans le tissu osseux. Système faux parce que les éléments nouveaux sont seulement *analogues* et non pas *semblables* aux éléments physiologiques. P. 122.

Humoristes. — Expliquent les maladies par les altérations des humeurs. P. 35.

Hydropisies. — Affections ou maladies caractérisées par l'épanchement du sérum du sang dans le tissu conjonctif ou dans les cavités séreuses. P. 50.

Hygiène. — Est l'ensemble des connaissances qui a pour but la conservation de la santé. P. 8.

I

Idiosyncrasie. — Est la propriété qu'a chaque individu de ressentir les causes morbifiques et de subir les évolutions morbides à sa manière. Est le *tempérament morbide* ou la *prédisposition définie.* Pag. 44 et 146.

Immunité. — Est la faculté que possèdent certaines espèces, certaines races et certains individus, de résister complètement à des causes déterminées. P. 146.

Indication. — Est une règle de thérapeutique qui doit se définir : la nécessité évidente d'une action déterminée. P. 197.

Indications empiriques. — Ce sont celles qui reposent exclusivement sur l'expérience clinique. P. 198.

Indications hypothétiques. — Ce sont celles qui reposent sur des hypothèses, soit que ces hypothèses aient pour objet la maladie ou le médicament; soit, ce qui arrive le plus souvent, qu'elles aient pour objet la maladie et le médicament. P. 197.

Indications positives. — Ce sont celles qui reposent sur la connaissance expérimentale du médicament et de la maladie et qui sont confirmées par l'expérience clinique. P. 199.

Individualisation. — En thérapeutique, on entend par ce terme la recherche exacte des symptômes propres au cas particulier; symptômes propres qui deviennent une source féconde d'indications. P. 203.

Infection. — Ce mot a plusieurs sens; il faut le réserver pour désigner un ensemble de causes externes (encombrement, air confiné, etc.) qui favorïsent le développement des maladies contagieuses et en augmentent la gravité. P. 155.

Infirmité. — Est une lésion ou un trouble fonctionnel, définitif, sans évolution, résultat d'un maladie intra ou extra-utérine. P. 33.

Influences endémiques. — Conditions telluriques et atmosphériques locales capables de donner naissance à des maladies déterminées. P. 161.

Influences épidémiques. — Etat tout à fait inconnu de l'atmosphère pendant lequel se développent les épidémies. P. 160.

Inoculation. — Contagion à l'aide d'un produit mobide porté dans une plaie; c'est la contagion par effraction. P. 156.

J

Jours critiques. — Jours auxquels se produisent les crises : 4e, 7e, 11e, 14e, 17e, 20e, 24e, 27e, 31e, 34e, 37e, 40e, etc. P. 70.

Jour indicateur. — Jour qui précède le jour critique et pendant lequel le travail critique s'annonce souvent. P. 70.

Jour médical. — Le jour médical ne s'applique qu'aux maladies fébriles. Toutes, mêmes celles à type continu, présentent chaque jour une aggravation et une rémission. Le jour médical est constitué par ces deux phases; il commence avec l'augmentation de la chaleur et finit avec sa rémission. P. 71.

Jours vides. — Jours pendant lesquels il ne peut se produire ni crises ni annonce de crises. P. 70.

L

Lésion. — Est une altération organique. La *lésion morbide* est une altération organique liée à l'existence d'une maladie ; la *lésion primitive* est une cause de maladie. P. 109.

Loi des contraires. — Est celle qui oppose à une affection morbide déterminée une action thérapeutique contraire : *Contraria contrariis curantur.* P. 200.

Loi des semblables. — Est celle qui oppose à un état morbide déterminé une action thérapeutique capable de produire dans un organisme sain un état analogue à celui qu'il s'agit de combattre : *Similia similibus curantur.* P. 201.

Lysis. — Terminaison par la santé. Caractérisée par la cessation graduelle des symptômes et l'absence de crises. P. 68.

M

Maladies. — Les maladies sont des états du composé vivant, caractérisés par un ensemble de symptômes et de lésions, soumis à une évolution déterminée. Ces états identiques dans le temps et dans l'espace peuvent être étudiés comme des espèces naturelles. P. 24.

Maladies aiguës. — L'épithète aiguë s'applique seulement à la *marche des maladies.* Une maladie a une marche aiguë quand ses allures sont rapides et que sa durée se compte par jour et par semaine. P. 65.

Maladies chroniques. — C'est-à-dire à marche chronique, quand les allures de la maladie sont lentes et que sa durée se compte par mois et par années. P. 65.

Maladies constitutionnelles. — Elles sont caractérisées par la diversité des lésions et la diversité des siéges. Exemples : goutte, dartre, scrofule, etc. P. 46.

Maladies de causes externes. — Ce sont des lésions plutôt que des maladies; leurs caractères sont déterminées par la cause externe. Exemple : traumatismes, empoisonnements, asphyxie, etc. P. 46.

Maladies frustes.— Mauvaise expression. Maladies incomplètes; ce sont des *formes bénignes.* P. 84.

Maladies générales. — On entend par cette expression, des maladies du corps tout entier, *totius substantiæ...* Expression fausse, puisque la maladie est un état du composé vivant et que par-conséquent toutes les maladies sont générales. P. 25.

Maladies larvées. — Maladies *cachées* sous les apparences d'une autre affection. Ainsi, la fièvre intermittente, sous les apparences d'une névralgie. P. 84.

Maladies latentes. — Maladies dont les symptômes sont peu ou point apparents. P. 27.

Maladies locales. — Maladies d'un organe ou d'un tissu; expression fausse. On devrait dire : *maladies localisées.* P. 25.

Maladies mentales. — Maladies caractérisées par un trouble de l'intelligence. Expression fausse, parce que les maladies sont de l'homme tout entier. P. 25.

Maladies pestilentielles. — Contagieuses, originaires d'un lieu déterminé et excessivement meurtrières. Exemple : peste, choléra, typhus, etc. P. 47.

Maladies somatiques. — Maladies caractérisées par des troubles ou des lésions du corps. Même remarque que pour les maladies mentales. P. 25.

Maladies spécifiques. — États pathologiques constituant des êtres, comme les végétaux et les animaux. Expression fausse; les maladies ne sont pas des espèces, mais des états. P. 31.

Malignité. — Est un syndrome caractérisé par le désaccord des symptômes et un danger de mort éminent, souvent avec une apparente bénignité. P. 100.

Marche périodique progressive. — Un des types de la marche chronique caractérisée par la succession d'affections de plus en plus graves, qui se succèdent à périodes éloignées, jusqu'à la guérison de la maladie ou la mort des malades. P. 81.

—*périodique irrégulière.* — Comme la précédente ; seulement l'époque du retour des affections est irrégulière. P. 82.

—*périodique régulière.* — Propre aux maladies chroniques. Cette marche est caractérisée par le retour à époques fixes mais éloignées d'affections semblables. P. 82.

Matière médicale. — Est cette partie de la thérapeutique qui s'occupe de l'étude des médicaments.

Médecine. — La médecine est un ensemble de connaissances qui a pour but la guérison des malades. P. 5.

Médecine légale. — Est l'application des connaissances médicales aux questions de législation et de criminalité. P. 8.

Médicament. — Le médicament est une substance appartenant à l'un des trois ordres de la nature. Cette substance, administrée à un organisme vivant, a la propriété de déterminer un ensemble de lésions et de troubles fonctionnels spéciaux. P. 181.

Médications. — Groupes naturels constitués par l'association de certaines catégories d'agents thérapeutiques et par les lois qui président à leur administration. Exemples : P. 205.

Médication physiologique. — Repose sur la modification des lois physiologiques, à l'aide d'agents non médicamenteux. Exemples : la *position*, la *compression*, etc. P. 213.

Médication altérante. — Agit sans produire ni évacuation, ni action extérieure violente ; elle agit silencieusement. P. 206.

Médication antiphlogistique. — Médication hypothétique dirigée contre l'inflammation. P. 208.

Médication antiseptique. — Médication qui a pour but de lutter contre les empoisonnements septiques. P. 209.

Médication antispasmodique. — Médication hypothétique destinée à calmer les souffrances nerveuses. P. 209.

Médication chirurgicale. — Ou plus simplement *chirurgie*, se définit l'application de la main au traitement des maladies et des lésions. P. 213.

Médication dépurative. — Complètement hypothétique. Cette médication avait la prétention d'épurer les humeurs. P. 209.

Médication dérivative. — Variété de la médication révulsive; elle désigne plus spécialement l'établissement de fluxions sanguines sur les extrémités pour débarrasser la tête et la poitrine. P. 207.

Médication électro-thérapique.—Application de l'électricité au traitement des maladies. P. 213.

Médication évacuante. — Est celle qui agit en provoquant des évacuations. P. 207.

Médication hydrothérapique. — Elle consiste dans l'emploi méthodique de l'eau froide, précédé ou non de la sudation. P. 211.

Médication hygiénique. — Emploie pour le traitement ou la prophylaxie des maladies les agents hygiéniques. P. 215.

Médication pharmaceutique. — Se fait à l'aide des médicaments proprement dits. P. 206.

Médication révulsive. — A pour but d'attirer sur un organe peu important une affection qui siége sur un organe important. P. 207.

Médication spécifique. — Médication qui a la prétention de trouver des *spécifiques*, c'est-à-dire un médicament correspondant toujours à une espèce morbide. P. 210.

Médication substitutive.— Mauvaise expression pour remplacer celle de médication homœopathique. P. 210.

Médication thermale. — Médication qui se fait au moyen des eaux thermales. P. 211.

Médication tonique. — Médication hypothétique, qui a pour but d'augmenter les forces du malade. P. 207.

Métaptote. — Changement dans le cours d'une maladie, qui ne peut être attribué à aucune cause externe. P. 85.

Métastase. — Changement en mal dans le cours d'une maladie. Ce changement est caractérisé par le transport d'une affection d'un organe peu important sur un autre qui l'est davantage. P. 85.

Méthode hypodermique. — Mode d'administration des médicaments par injections sous-cutanées. P. 188.

Miasme. — Terme impropre servant à désigner la cause inconnue des endémies. P. 162.

Mort. — Est le retour des tissus organisés au monde inorganique par la séparation du principe animateur et de la matière. P. 14.

N

Nature des maladies. — Question insoluble et qui doit se réduire à la *définition* de la maladie.

Névroses. — Ces maladies ont pour caractère d'être constituées principalement par des désordres de la vie animale et de n'atteindre qu'à la longue la vie végétative. P. 48.

Nomenclature.— Est cette partie de la pathologie générale qui traite du nom de la maladie. P. 52.

Nosographie. — Est la partie de la médecine qui s'occupe de la description des espèces morbides. P. 56.

Nosologie.— Est la science qui a pour but de classer les maladies. P. 38.

O

Organiciens. — Expliquent la vie et ses fonctions par l'organisation de la matière, ce sont des matérialistes déclarés ou cachés. P. 34.

P

Pathologie générale. — Est cette partie de la médecine qui traite de la maladie en général; elle s'occupe des doctrines et des méthodes. P. 66.

Phénomènes. — Est tout ce *qui apparaît;* employé sans épithète, il s'applique à la physiologie. P. 95.

Phénomènes critiques. — Affections et lésions diverses marquant la terminaison brusque des maladies : hémorrhagies, éruptions, sueurs, etc., etc. P. 69.

Phlegmasies. — Maladies caractérisées par l'inflammation d'un organe ou d'une portion d'organe et par un mouvement fébrile en rapport avec cette inflammation. P. 49.

Prédisposition définie. — C'est la cause vraie des maladies; c'est la maladie en puissance. P. 144.

Prodromes. — Est un ensemble de symptômes sans durée fixe e sans évolution régulière qui précède le début des maladies. P. 66.

Produits morbides. — Lésions caractérisées par la formation d'un tissu ou d'un liquide.

— *hétérologues.* — Tissus ou liquides morbides n'ayant pas d'analogue dans l'état physiogique : pus, cancer, tubercules, etc. P. 120.

— *homologues.* — Tissus morbides ayant des analogues dans l'état physiologique : tissus osseux, cartilagineux, etc., etc.

Poisons morbides. — Terme métaphorique servant à désigner la cause hypothétique d'un grand nombre de maladies. P. 164.

R

Rechute. — Retour de la maladie pendant la convalescence. P. 88.

Récidive. — Retour de la maladie après la convalescence. P. 87.

Rémission. — Voyez *Type rémittent.*

S

Spécificiens. — Médecins qui enseignent que les espèces morbides sont des êtres véritables; et que chacune de ces espèces a une médication spécifique. P. 30.

Signe. — Le signe est une opération intellectuelle qui, à l'aide d'un symptôme, d'une lésion ou d'une autre circonstance apparente, permet d'affirmer l'existence de ce qui ne paraît pas.

Le signe *diagnostic* permet de découvrir l'espèce morbide ; le signe *pronostic* fait prévoir son issue. P. 35.

Solidistes. — Ils expliquent les fonctions et les maladies par les solides et en particulier par le système nerveux. P. 35.

Souffrances. — Est un trouble fonctionnel sans évolutions définies, sans coordinations avec d'autres troubles ou avec des
lésions ; toujours liées à l'existence d'une cause externe, les
souffrances apparaissent et disparaissent avec elle : la faim, la
soif, la fatigue, etc., etc. P. 32.

Sympathies. — Est le résultat du consensus qui existe normalement entre deux organes ; c'est une action réflexe, p. 174.

Symptôme. — Est un trouble fonctionnel lié à une maladie et
recevant de cette maladie un caractère spécial. P. 94.

Symptômes généraux. — Ils sont constitués par les troubles des
fonctions générales : circulation, température, etc., etc.
P. 98.

Symptômes locaux. — Résultent des troubles d'une fonction particulière : symptômes de la respiration, de la digestion, etc., etc.
P. 98.

Symptôme pathognomonique. — Est celui qui se rencontre dans une
seule maladie. P. 99.

Symptômes subjectifs et objectifs. — Les premiers sont ceux qui sont
perçus seulement par le malade ; les autres sont perçus par les
assistants. P. 90.

Syndrome. — Est l'association naturelle de plusieurs symptômes :
la fièvre, l'aliénation, etc., etc. P. 99.

T

Théorie cellulaire. — Théorie opposée à celle des *exsudats*, et qui
explique la formation des produits morbides par la multiplication ou prolifération des cellules. P. 126.

Thérapeutique. — Est cette partie de la médecine qui s'occupe du
traitement des maladies. P. 177.

— *curative.* — Est celle qui se propose pour but la guérison des
maladies. P. 179.

— *palliative.* — S'emploie à défaut de la précédente ; elle a pour
but le soulagement des malades. P. 179.

— *prophylactive.* — Elle a pour but de prévenir les maladies.
P. 179.

Thérapeutique étiologique. — Est celle qui a la prétention de guérir en s'attaquant à la cause même de la maladie : *Sublata causa tollitur effectus*. P. 199.

Types. — De τύπος, empreinte, caractère. C'est l'ordre dans lequel se succèdent les phénomènes morbides dans une maladie, et comme cet ordre a quelque chose de *caractéristique* dans chaque espèce, on lui a donné le nom de *type*. P. 65.

Type continu. — Les symptômes se succédant dans un certain ordre de progression et de diminution, mais sans interruption. P. 66.

Type devançant. — Les accès avancent chaque jour. P. 79.

Type intermittent. — Présente des intervalles réguliers pendant lesquels les symptômes sont plus ou moins complètement suspendus. Cette période a reçu le nom d'*apyrexie* ou d'*intermission*. Celle pendant laquelle les symptômes se manifestent a reçu le nom d'*accès*.

Type quarte. — Les accès tous les quatre jours ; deux jours d'apyrexie ; mêmes variétés que pour le type tierce. P. 78.

Typé quotidien. — Est caractérisé par le retour d'un accès chaque jour ; le quotidien double présente deux accès par jour. P. 78.

Type rémittent. — Les symptômes sont continus, mais ils présentent régulièrement chaque jour une augmentation notable qui dure plusieurs heures et constitue un *accès*.

La période pendant laquelle les symptômes diminuent s'appelle *rémission*. P. 66.

Type retardant. — Les accès retardent chaque jour. P. 79.

Type subintrant. — Quand un nouvel accès commence avant que le précédent soit terminé. P. 79.

Type tierce. — Un accès tous les deux jours, séparés par un jour d'apyrexie.

— *double-tierce.* — Ce sont deux fièvres tierces, en sorte qu'il y a un accès tous les jours ; mais on la distingue de la quotidienne parce que chaque fièvre a un caractère particulier, et que les accès semblables reviennent en tierce.

— *tierce doublée.* — Deux fièvres tierces le même jour ; deux accès par jour et un jour d'apyrexie.

Types (autres). — p. 79.

V

Variétés. — Elles sont constituées par des différences peu importantes et essentiellement mobiles ; elles constituent des *degrés* ou des *caractères épidémiques.* P. 43.

Vie. — Est la transformation incessante des substances inorganiques en tissus organisés. P. 14.

Virus. — Mot impropre, synonyme de produits morbides inoculables. P. 157.

Vitalistes. — Physiologistes qui admettent un principe animateur. Ils sont divisés en trois écoles : 1° les *animistes* ou *stahliens,* qui croient que l'âme elle-même fonctionne et pâtit. *Actiones et passiones sunt animi.*

2° Les *duodynamistes,* qui admettent un *principe vital* en dehors de l'âme intelligente, principe vital qui préside aux fonctions et aux maladies du corps.

3° Les *unitaires,* qui enseignent qu'il n'y a qu'un principe animateur, et qu'il est uni au corps de telle sorte que les actes et les maladies sont du composé tout entier. *Actiones et passiones sunt compositi.* P. 34.

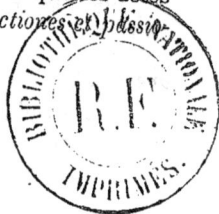

TABLE DES MATIÈRES.

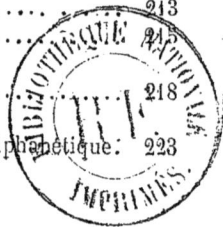

PARIS. — Typ. de A. PARENT, rue Monsieur-le-Prince, 31. — 1873.

www.ingramcontent.com/pod-product-compliance
Lightning Source LLC
Chambersburg PA
CBHW061008280326
41935CB00009B/885